Somy Agarwal
Seema Chaudhary
Shilpi Kumari

PARA ALÉM DA NORMA: EXPLORANDO AS ANOMALIAS DENTÁRIAS

Somy Agarwal
Seema Chaudhary
Shilpi Kumari

PARA ALÉM DA NORMA: EXPLORANDO AS ANOMALIAS DENTÁRIAS

Compreensão, diagnóstico e gestão

ScienciaScripts

Imprint
Any brand names and product names mentioned in this book are subject to trademark, brand or patent protection and are trademarks or registered trademarks of their respective holders. The use of brand names, product names, common names, trade names, product descriptions etc. even without a particular marking in this work is in no way to be construed to mean that such names may be regarded as unrestricted in respect of trademark and brand protection legislation and could thus be used by anyone.

Cover image: www.ingimage.com

This book is a translation from the original published under ISBN 978-620-7-64702-6.

Publisher:
Sciencia Scripts
is a trademark of
Dodo Books Indian Ocean Ltd. and OmniScriptum S.R.L publishing group

120 High Road, East Finchley, London, N2 9ED, United Kingdom
Str. Armeneasca 28/1, office 1, Chisinau MD-2012, Republic of Moldova, Europe
Printed at: see last page
ISBN: 978-620-8-08853-8

Copyright © Somy Agarwal, Seema Chaudhary, Shilpi Kumari
Copyright © 2024 Dodo Books Indian Ocean Ltd. and OmniScriptum S.R.L publishing group

Conteúdo

INTRODUÇÃO

As anomalias dentárias são malformações congénitas que podem ocorrer como achados isolados ou como parte de uma síndrome. Anomalia (irregular) é o oposto do que é normal.[1] São desvios acentuados da cor, contorno, tamanho, número e grau de desenvolvimento normais dos dentes.[2]

Podem existir várias causas que levam a anomalias dentárias. A começar pela perturbação do epitélio e do mesênquima, que pode alterar acentuadamente a odontogénese normal, conduzindo à anomalia do desenvolvimento dos dentes.[1] Em segundo lugar, podem ser responsáveis factores locais e sistémicos que podem começar antes ou depois do nascimento, afectando assim ambas as dentições.[2] Em terceiro lugar, foram identificados mais de 300 genes expressos nos dentes que são responsáveis pela odontogénese, pelo que se verificou que os defeitos nestes genes são uma das razões para a variação da morfologia do dente.[1] Foi também referido que factores genéticos específicos são responsáveis pelo desenvolvimento de anomalias dentárias em cada maxilar.[3]

Assim, todas estas perturbações podem levar a anomalias dentárias de vários tipos. As anomalias dentárias, incluindo o número de dentes, envolvem a Hiperdontia, que se refere ao excesso de dentes, ou a Hipodontia, que se refere à falta de dentes do complemento normal, enquanto a Oligodontia é a ausência de desenvolvimento de seis ou mais dentes, excluindo os 3rd molares.

As variações de tamanho incluem a Microdontia, que se refere a dentes fisicamente mais pequenos do que o normal, e a Macrodontia, que são fisicamente maiores do que o normal.

As anomalias de forma incluem Geminação, Fusão, Concrescência, Cúspide de Talon, Dens invaginatus, Dens evagintus, Pérola de esmalte, Taurodontismo, Dilaceração, etc. A geminação é definida como um único dente aumentado ou um dente unido (duplo) em que a contagem de dentes é normal quando o dente anómalo é contado como um. A fusão é definida como um único dente aumentado ou um dente unido em que a contagem de dentes revela um dente em falta quando o dente anómalo é contado como um. Concrescência é a união de dois dentes adjacentes por cemento. A cúspide de Talon é uma cúspide acessória localizada na superfície lingual dos incisivos permanentes ou decíduos. Dens invaginatus é uma anomalia resultante de uma invaginação na superfície da coroa do dente revestida por esmalte e dentina. O Dens evaginatus é uma área focal da coroa, que se projecta para fora e dá origem a uma protuberância semelhante a um corno na superfície afetada, que aparece como uma cúspide extra. Pérola de esmalte refere-se à formação de um glóbulo de esmalte na junção cemento-esmalte ou no terço cervical da raiz. Taurodontismo refere-se à anomalia em que o corpo dos dentes afectados é alargado e as raízes associadas são encurtadas com bifurcação perto do ápice. Dilaceração refere-se a uma curvatura anormal na raiz ou na coroa do dente.[2]

As anomalias da estrutura incluem a amelogénese imperfeita, a dentinogénese imperfeita, a displasia da dentina, a hipoplasia do esmalte e a odontodisplasia regional. A amelogénese imperfeita engloba um grupo complicado de doenças que demonstram alterações de desenvolvimento na estrutura do esmalte na ausência de uma doença ou síndrome sistémica. A dentinogénese imperfeita é um distúrbio hereditário do desenvolvimento da dentina na ausência de qualquer doença sistémica e demonstrou estar associada a mutações do gene DSPP.[4] A hipoplasia do esmalte pode ser definida como uma formação incompleta ou defeituosa da matriz orgânica do esmalte dos dentes. A displasia da dentina é uma perturbação rara da formação da dentina, caracterizada por esmalte normal mas formação atípica de dentina com morfologia pulpar anormal.[5] A odontodisplasia regional é uma anomalia de desenvolvimento localizada e não hereditária dos dentes, com efeitos adversos extensos na formação do esmalte, da dentina e da polpa.[4]

Estas anomalias afectam o aspeto estético dos dentes e colocam também dificuldades durante o tratamento dentário e, por vezes, são a causa de problemas dentários.[2] Estas anomalias também desempenham um papel na medicina legal, uma vez que ajudam na identificação de restos mortais humanos.[6]

Assim, o diagnóstico de uma anomalia dentária requer uma avaliação exaustiva do paciente, envolvendo uma história médica, dentária, familiar e clínica. O exame clínico, a avaliação radiográfica e os testes laboratoriais específicos também são necessários, pelo que o diagnóstico precoce das anomalias dentárias deve permitir um tratamento mais abrangente e precoce e, por vezes, uma interceção menos extensa.[1]

DISCUSSÃO

As anomalias craniofaciais (AFC) são um grupo diversificado de deformidades no crescimento da cabeça e dos ossos faciais. O termo anomalia significa "irregularidade" ou "diferente do normal". Estas anomalias são congénitas e apresentam numerosas variações: algumas são ligeiras; outras são graves e provocam um desarranjo anatómico e funcional.[5]

As anomalias dos dentes podem ser divididas entre aquelas que são influenciadas por forças ambientais e aquelas que são idiopáticas e parecem ser de natureza hereditária.[4] Embora os defeitos em certos genes sejam os mais influentes, os eventos etiológicos nos períodos pré e pós-natal também têm sido responsabilizados por anomalias na dimensão, morfologia, posição, número e estrutura dos dentes.[7]

ETIOLOGIA

A perturbação do epitélio e do mesênquima pode alterar significativamente a odontogénese normal, conduzindo à anomalia de desenvolvimento dos dentes. Dependendo do estágio de desenvolvimento em que a diferença ocorreu, podem ocorrer várias anomalias, por exemplo, anomalias de número, estrutura, tamanho e/ou forma.[1]

Factores locais e sistémicos podem ser responsáveis por estes distúrbios de desenvolvimento. Estas influências podem começar antes ou depois do nascimento, pelo que os dentes decíduos ou permanentes podem ser afectados.[2]

Foram identificados mais de 300 genes que são expressos nos dentes e que são responsáveis pela odontogénese. Verificou-se que os defeitos nestes genes são uma das razões para a variação da morfologia do dente.[1] Foi relatado que factores genéticos específicos são responsáveis pelo desenvolvimento de anomalias dentárias em cada maxilar. Considerando as diferenças na história biológica (filogenia e ontogenia) da mandíbula superior e inferior, é hipotetizado que: (1) o tipo de anomalias dentárias varia muito em relação à sua prevalência; (2) as anomalias dentárias são independentes do sexo e da idade; (3) as anomalias dentárias que ocorrem na maxila serão encontradas com mais frequência do que as da mandíbula devido ao processo de desenvolvimento do complexo maxilar e à estreita interação com outras estruturas cranianas; e (4) as anomalias dentárias variam de acordo com o tipo de dente.[3]

CLASSIFICAÇÃO

Podem ocorrer inúmeras alterações no desenvolvimento dos dentes. Essas alterações podem ser primárias ou secundárias a influências ambientais (por exemplo, concrescência, hipercementose e dilaceração).[4] Dependendo do estágio de desenvolvimento do dente, podem ocorrer várias anomalias no número, tamanho e/ou forma da raiz/canal. As malformações radiculares mais comuns nos seres humanos resultam de distúrbios do desenvolvimento da raiz isoladamente, como a dilaceração radicular e o taurodontismo, ou de distúrbios do desenvolvimento da raiz como parte de uma displasia dentária geral, como a displasia dentinária tipo 1. Existe uma associação direta destas variações de desenvolvimento com doenças pulpares e perirradiculares que podem necessitar de uma abordagem de tratamento multidisciplinar. No entanto, mesmo assim, pode ocorrer uma grande variedade de resultados clínicos.

Tabela 1: Alterações no desenvolvimento dos dentes

ALTERAÇÕES DO DESENVOLVIMENTO DOS DENTES

1. NÚMERO

Hipodontia

Hiperdontia

2. TAMANHO

Microdontia

Macrodontia

3. FORMA

Geminação

Fusão

Concrescência

Cúspide de Talon

Dens invaginatus

Dens evaginatus

Pérola de esmalte

Taurodontismo

Hipercementose

Raízes supranumerárias

Dilaceração

4. ESTRUTURA

Amelogénese imperfeita

Dentinogénese imperfeita

Displasia dentária

Hipoplasia do esmalte

Odontodisplasia regional

PARTE 2

ALTERAÇÕES NO DESENVOLVIMENTO DO NÚMERO DE DENTES

Variações no número de dentes que se desenvolvem são comuns. Vários termos são úteis na discussão das variações numéricas dos dentes. Anodontia refere-se à ausência total de desenvolvimento dentário. Hipodontia denota a falta de desenvolvimento de um ou mais dentes; oligodontia (uma subdivisão da hipodontia) indica a falta de desenvolvimento de seis ou mais dentes, excluindo os terceiros molares. A hiperdontia é o desenvolvimento de um número maior de dentes, e os dentes adicionais são denominados supranumerários.[4]

1. HYPODONTIA

INTRODUÇÃO

A hipodontia é geralmente definida como a ausência de desenvolvimento de um ou mais dentes, excluindo os terceiros molares, quer na dentição decídua quer na permanente.[8] É a malformação dentofacial mais prevalente nos seres humanos, podendo ocorrer como parte de uma síndrome genética reconhecida ou como uma caraterística isolada não sindrómica.[9,10] Vários termos que denotam a hipodontia incluem "falta congénita de dentes", "agenesia dentária", "hipodontia", "oligodontia" e "anodontia". O termo "falta congénita de dentes" é desafiador porque o desenvolvimento dos dentes é completado após o nascimento, de modo que a presença da maioria dos germes dentários só pode ser comprovada durante a infância. A agenesia dentária, por outro lado, refere-se diretamente à falha no desenvolvimento de um dente. Outros termos, como hipodontia, são mais adequados para classificar o tipo de agenesia dentária presente e podem ser mais apropriados neste contexto.[9,11] Oligodontia e anodontia são usados para descrever formas mais graves de agenesia dentária, tipicamente a ausência de mais de seis dentes e de toda a dentição, respetivamente. Agenesia dentária e hipodontia são os termos preferidos neste trabalho, com o último termo limitado à falta de dentes que não sejam terceiros molares.[9]

CLASSIFICAÇÃO

Muitos métodos de classificação têm sido relatados na literatura. Alguns investigadores descobriram que a ausência congénita de dentes ocorre quer como uma forma familiar isolada, quer como uma forma hereditária. A forma hereditária pode ser autossómica dominante, autossómica recessiva ou uma caraterística ligada ao X.[8,12]

Outros definiram a ausência congénita de dentes de acordo com o número de dentes em falta. A hipodontia refere-se à condição em que há ausência de menos de seis dentes. O termo oligodontia é geralmente usado para descrever um número maior de dentes ausentes (seis ou mais). A anodontia é a ausência completa de dentes.

Dhanrajani classificou a hipodontia de acordo com a gravidade da condição, seguindo o método de pesquisadores anteriores. Ele usou 'hipodontia leve a moderada' para denotar agenesia de dois a cinco dentes, e referiu-se à ausência de seis ou mais dentes, excluindo os terceiros molares, como 'hipodontia severa'. A "oligodontia" é a ausência de múltiplos dentes, geralmente associada a doenças sistémicas.

Muitos outros investigadores utilizaram métodos semelhantes para classificar a ausência congénita de dentes.[8,13] Em geral, eles identificam três categorias de hipodontia, excluindo os terceiros molares, como segue:

- Suave com 1 ou 2 dentes em falta
- Moderado com 3-5 dentes em falta
- Grave com 6 ou mais dentes em falta

A hipodontia também é classificada como hipodontia isolada ou hipodontia sindrómica. A hipodontia isolada refere-se aos casos sem síndroma. Assim, a hipodontia pode ocorrer como parte de uma síndrome ou como uma forma familiar não sindrómica; neste último caso, ocorre como um traço isolado, afeta um número variável de dentes e aparece esporadicamente ou como uma condição hereditária dentro de um pedigree familiar.[8,14]

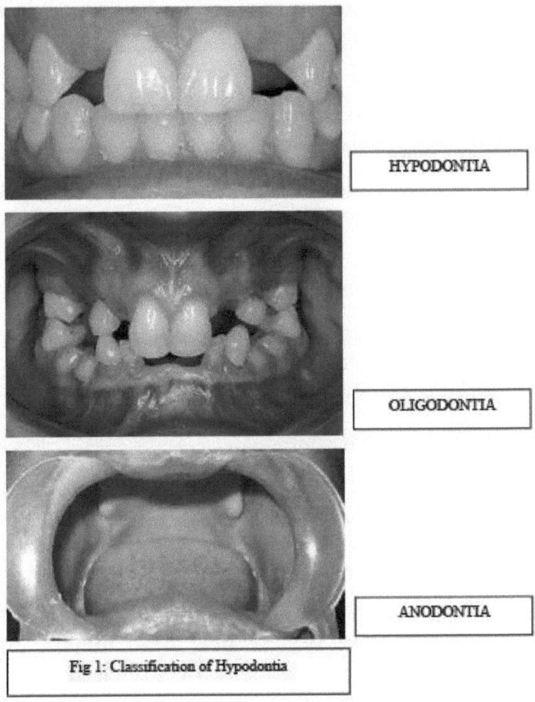

Fig 1: Classification of Hypodontia

HYPODONTIA
OLIGODONTIA
ANODONTIA
Fig 1: Classificação da Hipodontia

AETIOLOGIA

A multiplicidade de teorias sobre a agenesia dentária sugere uma etiologia multifatorial que envolve regulação genética e fatores ambientais.[9] Assim como em outras condições, as causas da falta de dentes podem ser classificadas em gerais e locais. A categoria geral inclui os casos em que há uma causa genética, particularmente síndromes como a síndrome de Down, fissura labiopalatina e displasia ectodérmica. Os factores locais que resultam em hipodontia incluem a irradiação precoce dos germes dentários, influências hormonais e metabólicas, trauma, osteomielite e remoção não intencional de um germe dentário durante a extração de um dente primário. Muitos investigadores sugeriram modelos e conceitos de agenesia dentária. Estes modelos e conceitos foram recentemente revistos e incorporados num único modelo, numa perspetiva clínica.[8,15]

1. Desenvolvimento dos dentes - O desenvolvimento dentário é um processo complexo que envolve interações mútuas entre o epitélio oral e o ectomesênquima derivado da crista neural. Durante a fase de iniciação, ocorre um espessamento do epitélio, que se invagina no mesênquima, criando um botão dentário.[9,16] No interior do botão dentário, existe um conjunto de células, o nó primário do esmalte, e estas células gerem este processo através de proteínas sinalizadoras. O mesênquima envolve o epitélio produzindo um estágio de capa, seguido por um estágio de sino. As células mesenquimais vizinhas diferenciam-se em odontoblastos e estes segregam uma matriz orgânica de dentina. Nesta matriz, são depositados cristais de hidroxiapatite. Nesta fase, as células epiteliais próximas da dentina diferenciam-se em ameloblastos, que segregam uma matriz de esmalte e controlam a mineralização e a maturação do esmalte. Os nós secundários do esmalte controlam a formação de cúspides nos pré-molares e molares.

A região da coroa sofre então uma histodiferenciação que é continuada na raiz. Em termos de desenvolvimento radicular, a extensão apical do epitélio odontogénico forma a bainha radicular de Hertwig, que controla a formação da dentina radicular. Esta degenera subsequentemente, levando ao desenvolvimento de cementoblastos. De seguida, os cementoblastos produzem cemento na raiz. Entretanto, os osteoblastos e os fibroblastos, que ajudam na formação do ligamento periodontal, são produzidos a partir da diferenciação de células presentes no folículo dentário.[9,17]

Uma série de interações moleculares sucessivas e geneticamente controladas estão envolvidas no desenvolvimento dos dentes. Numerosos factores, tais como os das famílias do fator de crescimento dos fibroblastos (Fgf), do sítio de integração relacionado com o wingless (Wnt), da proteína morfogénica óssea (Bmp) e do hedgehog (Hh), participam na sinalização das interações epiteliais e mesenquimais no desenvolvimento dos dentes. Alterações em uma ou mais vias de sinalização podem afetar o desenvolvimento dentário e podem desempenhar um papel na causa de uma condição como a hipodontia.[9]

2. Teorias da Agenesia Dentário - Existem várias teorias para decifrar a causa da hipodontia, e a maioria tem-se centrado em factores genéticos ou ambientais, embora a importância de ambos os componentes na agenesia dos dentes seja agora bem reconhecida. Estas teorias podem ser consideradas como evolutivas ou anatómicas.

Estudos anteriores concentraram-se no ponto de vista evolutivo, que atribuía a agenesia dentária ao encurtamento do complexo intermaxilar e à redução do número de dentes devido ao encurtamento das arcadas. Por exemplo, em 1945, Dahlberg utilizou a Teoria dos Campos de Butler, que enfocava a evolução e o desenvolvimento dos dentes dos mamíferos na dentição humana, para explicar os diferentes padrões de agenesia. Quatro campos morfológicos (incisivos, caninos, pré-molares e molares) foram descritos em cada mandíbula. Foi proposto que o dente mais mesial em cada campo era o mais estável geneticamente e, como resultado, raramente estava ausente, enquanto os dentes no final de cada campo eram menos estáveis geneticamente. Uma teoria posterior pressupunha que os últimos de cada "classe" eram "corpos vestigiais" que se tornaram obsoletos durante o processo de evolução. Atualmente, existe a teoria de que as mudanças evolutivas estão a reduzir a dentição humana através da perda de um incisivo, um pré-molar e um molar em cada quadrante. De acordo com Vastardis (2000), à medida que os humanos evoluem, o tamanho dos maxilares e o número de dentes parecem estar a diminuir.

Outras teorias se concentraram em um princípio anatômico, baseado na hipótese de que áreas específicas da lâmina dentária estão sujeitas a efeitos ambientais ao longo da maturação dentária. Em apoio a essa hipótese, Svinhufvud et al. (1988) relacionaram a agenesia dos incisivos laterais superiores, dos segundos pré-molares inferiores e dos incisivos centrais ao fato de eles se desenvolverem em áreas de fusão inicial da mandíbula.[9,18] Por exemplo, os incisivos laterais superiores desenvolvem-se na região onde os processos ósseos maxilares laterais e nasais mediais se fundem, enquanto os segundos pré-molares inferiores originam-se noutra região delicada. Em vez disso, Kjaer et al. (1994)

argumentaram que a região onde o desenvolvimento da inervação é o último é a mais sensível.

Atualmente, a maioria das teorias da agenesia dentária reconhece a natureza complexa das interações genéticas e ambientais envolvidas na hipodontia. De facto, a identificação e sequenciação de genes na morfogénese dentária são agora possíveis devido aos avanços da investigação genética, enquanto a compreensão dos mecanismos moleculares que levam à agenesia dentária também aumentou.[9,19]

3. Factores genéticos - O controlo genético parece exercer uma forte influência no desenvolvimento dos dentes.[4] Todos os estudos anteriores sobre gémeos monozigóticos ou bizigóticos afirmam que o desenvolvimento dentário, incluindo tanto o tamanho como a forma dos dentes, é regido principalmente por processos genéticos, nos quais participam centenas de genes.[8,20] A hereditariedade pode ser expressa como um rácio que estima o grau em que as caraterísticas genéticas afectam a variação de uma caraterística numa população específica num determinado momento, e é frequentemente investigada em estudos de gémeos. Pode variar entre 1 (controlo genético completo) e zero (controlo ambiental completo), mas pode exceder os limiares teóricos se forem incluídos os efeitos dos genes dominantes e os efeitos ambientais adquiridos. Muitos estudos têm demonstrado uma forte influência genética na hipodontia. Estudos em gémeos e famílias determinaram que a agenesia dos incisivos laterais e pré-molares é herdada através de um gene autossómico dominante, com penetrância incompleta e expressividade variável. Não há consenso, no entanto, sobre se a hipodontia é resultado de um defeito poligénico ou de um único gene, embora a primeira hipótese pareça ser amplamente apoiada na literatura.

Uma vez que o desenvolvimento dos dentes está sob algum grau de controlo genético, segue-se que a hipodontia também está sob influência genética. Mais de 300 genes estão expressos e envolvidos na morfogénese dentária, incluindo MSX1, PAX9, AXIN2, EDA, SPRY2, TGFA, SPRY4, WNT10A, FGF3, FGF10, FGFR2 e BMP4. Entre estes genes, o PAX9 (paired box gene 9), o MSX1 (muscle segment homeobox 1), o AXIN2 (axis inhibition protein 2) e o EDA (ectodysplasin A) são os genes mais frequentemente associados à hipodontia não sindrómica. Todos eles têm papéis tanto nas vias de sinalização como na mediação das cascatas de transdução de sinal.

O PAX9 é um fator de transcrição expresso no mesênquima dentário durante a morfogénese do dente, estando as mutações neste gene implicadas na paragem do desenvolvimento do dente na fase de botão. Mutações heterozigóticas no PAX9, em humanos, têm sido associadas a agenesia dentária não sindrómica.

Mais recentemente, um estudo de caso-controlo de 306 indivíduos portugueses não aparentados verificou que polimorfismos de nucleótido único no gene PAX9 estavam associados a um risco elevado de agenesia do incisivo lateral maxilar.

O MSX1 é um membro dos genes homeobox e é expresso em regiões de condensação do ectomesênquima no germe dentário. As mutações no gene MSX1 têm sido associadas ao término prematuro do desenvolvimento dentário em animais e a formas graves de hipodontia em humanos. Recentemente, no entanto, uma mutação frameshift no MSX1 foi identificada numa família com ausência de todos os segundos pré-molares e incisivos centrais inferiores.

O gene AXIN2 está envolvido no crescimento, proliferação e diferenciação celular. É um regulador negativo da via de sinalização Wnt, e isto tem sido associado à agenesia dos incisivos inferiores. De facto, estes genes estão envolvidos em várias formas de hipodontia, incluindo síndromes em que esta condição é uma caraterística comum.

Mais recentemente, descobriu-se que o EDA está envolvido na hipodontia isolada. As mutações neste gene causam a displasia ectodérmica hipohidrótica ligada ao X, que se caracteriza por cabelo esparso, dentes mais pequenos e em menor número e falta de glândulas sudoríparas. O gene EDA codifica uma proteína que faz parte da família de ligandos do fator de necrose tumoral (TNF). Vários estudos relataram hipodontia esporádica em famílias afectadas por mutações nos genes EDA e recetor EDA. Também foi demonstrado que a EDA está envolvida em casos de incisivos laterais superiores ausentes.[9]

<u>4. Factores ambientais - </u>Há muito que se sabe que estão associados a um maior risco de algumas das anomalias craniofaciais. Factores como traumas, infecções e toxinas têm sido implicados.[9,21]

Vários estudos sugeriram que condições intra-uterinas poderiam estar envolvidas na etiologia da hipodontia, como no caso da talidomida. Foi relatado que a hipodontia era mais comum em crianças com embriopatia por talidomida (7,7%) do que em crianças normais (0,4%). A quimioterapia e o tratamento radioterápico na primeira infância também têm sido implicados no desenvolvimento de hipodontia. No entanto, o efeito da irradiação foi considerado mais grave do que o dos agentes quimioterápicos.[8,22] De acordo com algumas pesquisas, a infeção por rubéola durante a gravidez pode causar hipodontia na criança em desenvolvimento. No entanto, é interessante notar que a saúde materna durante a gravidez não está relacionada com a expressão da hipodontia. Traumas, como a fratura do processo alveolar, também podem contribuir para a hipodontia.[9] Fumar durante a gravidez, medicamentos maternos, irradiação em idade precoce que podem resultar em disfunção glandular e dentária também estão implicados.[8,23] Dado que a hipodontia partilha vias moleculares semelhantes com algumas anomalias craniofaciais, seria útil investigar se existe uma associação entre factores ambientais e hipodontia. De facto, a identificação de riscos ambientais (particularmente se puderem ser combinados com covariáveis genéticas) oferece a melhor oportunidade de prevenção.[9]

PREVALÊNCIA

Dentição decídua - A agenesia dentária é considerada rara na dentição decídua.[9] A variação tem sido geralmente entre 0,1 e 0,9% da população.[8,24] Existe uma associação entre a hipodontia na dentição decídua e na permanente, com relatos de crianças com hipodontia dos dentes decíduos que apresentam ausência dos dentes sucessores correspondentes. Uma prevalência de menos de 1% tem sido descrita em populações caucasianas, embora tenha sido relatada como sendo muito maior em populações japonesas. A prevalência de agenesia dentária na Nova Zelândia parece ser consistente com a observada na Europa. Os incisivos centrais superiores e inferiores decíduos são responsáveis por 50% a 90% dos dentes decíduos afetados. A maioria dos casos apresenta-se como hipodontia unilateral, com a falta de um ou dois dentes. Nenhuma diferença significativa entre os sexos na prevalência foi relatada em nenhuma das populações estudadas.[9]

Dentição permanente - A prevalência da hipodontia, que pode estar a aumentar com o tempo, varia entre 1,6% e 36,5%. Pelo menos 1 em cada 5 indivíduos carece de um terceiro molar, enquanto a maioria dos indivíduos com hipodontia (80%) carece apenas de um ou dois dentes. Uma meta-análise investigou a prevalência da agenesia dentária não-sindrómica, incluiu 33 estudos da América do Norte, Austrália e Europa, e encontrou uma prevalência maior na Europa (5,5%) e na Austrália (6,3%) do que na América do Norte. A maioria dos indivíduos apresentava falta de apenas um ou dois dentes permanentes, sendo muito poucos os que apresentavam mais de seis. Os segundos pré-molares mandibulares e os incisivos laterais superiores eram os mais susceptíveis de faltar. A hipodontia é tipicamente associada a uma série de caraterísticas clássicas, incluindo o local da agenesia e o tamanho dos dentes adjacentes. A agenesia dentária não parece afetar a maxila e a mandíbula de forma diferente, embora um estudo inicial tenha constatado que a mandíbula era mais frequentemente afetada do que a maxila. Comparando agenesias bilaterais e unilaterais, Polder et al. (2004) verificaram que a agenesia bilateral dos incisivos laterais superiores ocorria com mais frequência do que a agenesia unilateral. Para os demais dentes, como o segundo pré-molar inferior, a agenesia unilateral foi mais comum. Não parece haver diferença significativa entre os sexos na falta de dentes decíduos, embora, na dentição permanente, pareça haver uma pequena predileção, embora não significativa, pela hipodontia no sexo feminino. Uma meta-análise, no entanto, encontrou uma diferença significativa no sexo feminino, com a prevalência de hipodontia sendo 1,4 vezes maior nele do que no sexo masculino.[9]

CARACTERÍSTICAS CLÍNICAS

A agenesia dentária é frequentemente não-sindrómica, mas também pode estar associada a fendas orais e a várias outras síndromes. Por exemplo, a hipodontia é uma caraterística comum em pacientes com fissura de lábio e/ou palato (FLP). A prevalência da hipodontia é maior nos casos mais graves de fissura, que provavelmente se apresentam com a agenesia de um incisivo lateral superior (em qualquer dentição).[9,25] Outras condições que têm a hipodontia como uma das suas caraterísticas incluem a síndrome de Down e a displasia ectodérmica, a síndrome de Rieger, a síndrome de Witkop, a síndrome de van der Woude, a síndrome de Book, a microssomia hemifacial e muitas outras.[8] Além disso, dados recentes sugerem que a hipodontia partilha algumas vias comuns com determinados tipos de cancro.[9]

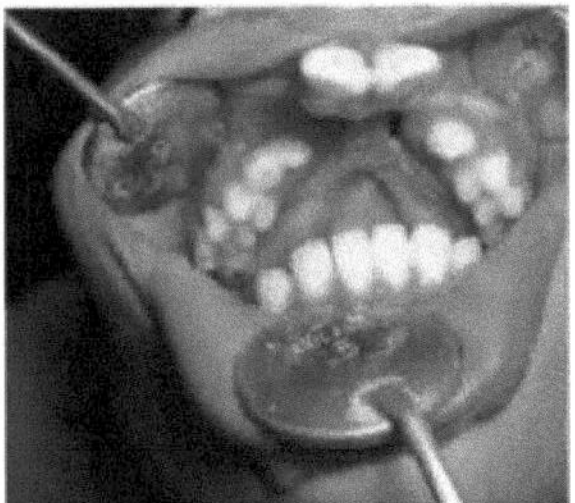

Fig 2: Hipodontia associada à fenda palatina

Para além dos defeitos hereditários, a agenesia dentária pode ocorrer em resultado de doenças somáticas, como a sífilis, a escarlatina, o raquitismo ou distúrbios nutricionais durante a gravidez ou a infância, que podem afetar o desenvolvimento dos dentes e de outros órgãos. Além disso, a disfunção glandular pode ocorrer como resultado de irradiação craniana na fase muito precoce do desenvolvimento, o que pode levar a anomalias dentárias[8] que incluem atrasos no desenvolvimento, erupção ectópica, redução das dimensões e morfologia dos dentes, raízes encurtadas, taurodontia e hipoplasia do esmalte. [9]

Caraterísticas dentárias - A microdontia é uma caraterística amplamente relatada na hipodontia. Essa condição, que pode afetar um ou mais dentes, pode ser vista em qualquer dentição. Além disso, a microdontia é genética e apresenta-se na sua forma mais severa como displasia ectodérmica. Também está presente em pacientes que fizeram quimioterapia ou radiação nos maxilares no início da infância. Os atrasos no desenvolvimento dentário são outra caraterística comum, uma vez que a ausência de um sucessor permanente atrasa a reabsorção normal das raízes dos dentes decíduos. De facto, os dentes decíduos podem ser mantidos até 40 ou 50 anos. Entretanto, aproximadamente 46% dos indivíduos com agenesia dentária também têm raízes curtas de outros dentes permanentes. Além disso, uma associação entre taurodontismo e hipodontia foi encontrada num estudo holandês, onde o taurodontismo dos primeiros molares inferiores estava presente em 29% dos pacientes com oligodontia, mas apenas 10% dos controlos. Outra caraterística comum da hipodontia é o posicionamento ectópico dos dentes permanentes. Isto é provavelmente causado pela ausência de dentes vizinhos disponíveis para os guiar durante a erupção ou pela falta de espaço para a sua erupção. A transposição de dentes também é vista com mais frequência em indivíduos com hipodontia.[9,26] A agenesia dentária também está associada à hipoplasia do esmalte, incisivos laterais superiores diminutos ou em forma de pino, infra-oclusão de molares decíduos e caninos superiores inclinados para palatino ou impactados. Intraoralmente, os incisivos inferiores retroinclinados e sobreerupcionados contribuem para uma sobremordida maior. O espaçamento generalizado e as rotações dos dentes adjacentes aos segundos pré-molares inferiores ausentes também são comumente observados.

Caraterísticas esqueléticas - Os pacientes com hipodontia tendem a apresentar ângulos do plano mandibular mais baixos, associados a uma menor altura anterior da face e protrusão labial. Outras caraterísticas incluem comprimentos maxilares e mandibulares menores e uma tendência à relação esquelética de Classe III. A baixa altura da face, juntamente com o grande espaço livre, que é típico de pacientes com hipodontia, pode fazer com que eles pareçam fechados demais. Inicialmente, foi relatado que as crianças com hipodontia apresentavam uma arcada superior mais curta e mais retrusiva, com incisivos superiores proclinados. Entretanto, as crianças foram reexaminadas em outro estudo e os autores relataram que não houve alterações nas estruturas craniofaciais dos 9 aos 16 anos de idade em relação às crianças sem hipodontia. Em geral, as alterações dentofaciais são proeminentes em indivíduos com oligodontia, e estas estão mais relacionadas com a compensação dentária e funcional e não com um padrão específico de crescimento subjacente.[9]

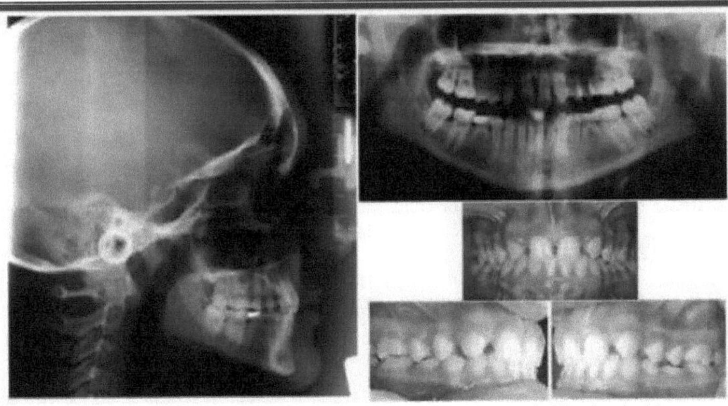

Fig. 3: Paciente do sexo feminino apresentando várias caraterísticas comuns de hipodontia. Note-se a agenesia dos incisivos laterais superiores e dos segundos pré-molares, os molares inferiores primários retidos, o espaçamento generalizado e a mordida profunda.

GESTÃO

As sequelas associadas à hipodontia incluem espaçamento anormal dos dentes, atraso na formação dos dentes, atraso na esfoliação dos dentes decíduos, erupção tardia dos dentes permanentes e alteração da dimensão das regiões gnáticas associadas. O tratamento do paciente com hipodontia depende da gravidade do caso.[4] Alguns pacientes com hipodontia procuram tratamento para controlar a depressão causada pela deterioração da sua aparência e/ou funções. A hipodontia requer muito cuidado com tratamentos extensos e complexos.[8] Pode não ser necessário qualquer tratamento para um único dente em falta; a substituição protética é frequentemente necessária quando estão ausentes vários dentes. As opções terapêuticas incluem próteses parciais amovíveis, próteses fixas tradicionais, pontes ligadas com resina ou implantes osseointegrados com coroas protéticas associadas. A utilização de próteses fixas não é normalmente recomendada para crianças devido ao risco de exposição da polpa durante a preparação do pilar e porque o crescimento posterior pode levar à infra-oclusão e anquilose dos dentes unidos pela prótese. Da mesma forma, uma vez que os implantes se comportam mais como dentes anquilosados do que como dentes em erupção, a sua utilização não é recomendada antes do final do crescimento esquelético, exceto em pacientes com anodontia. Por estas razões, um aparelho amovível ou uma ponte ligada com resina é muitas vezes apropriado em crianças e jovens adultos enquanto se aguarda a maturação dentária e esquelética completa.

Em alguns casos de hipodontia, a terapia ortodôntica pode melhorar o tratamento restaurador ou até mesmo negar sua necessidade em pacientes selecionados. Pacientes com oligodontia apresentam uma maior prevalência de reabsorção radicular externa associada à ortodontia. Isso pode ser devido à alteração da anatomia da raiz ou à extensa movimentação dentária que é necessária em alguns pacientes. Recomenda-se a realização de radiografias de acompanhamento após 6 a 9 meses de terapia, para avaliar a morfologia da raiz em busca de evidências de reabsorção excessiva.[2 3 4 5 6]

O tratamento clínico da hipodontia requer um planeamento multidisciplinar cuidadoso e tem implicações financeiras. A cooperação entre as diferentes especialidades da equipa proporciona uma grande variedade de conhecimentos especializados que não é fácil de encontrar num só indivíduo e a execução do tratamento exige um grande cuidado para atingir os objectivos do tratamento. Assim, estão incluídos dentistas de clínica geral, enfermeiros dentários, ortodontistas, odontopediatras, protésicos, cirurgiões orais e maxilofaciais, técnicos de laboratório especializados, psicólogos clínicos, geneticistas clínicos, dermatologistas, terapeutas da fala e da linguagem. Esta abordagem multidisciplinar é muitas vezes dispendiosa, mas os benefícios ultrapassam os custos. Esta abordagem maximiza os resultados clínicos para os doentes.[8]

[5] Os dentes supranumerários podem erupcionar normalmente, permanecer impactados, aparecer invertidos, ou assumir uma posição ectópica ou um caminho anormal de erupção. Eles podem causar uma variedade de complicações, como apinhamento, atraso na erupção, rotações, diastemas, lesões císticas e reabsorção de dentes adjacentes. Portanto, o diagnóstico precoce, a avaliação adequada e o planejamento apropriado do tratamento são essenciais.[27,28] Tradicionalmente, os dentes supranumerários eram ocasionalmente encontrados e diagnosticados por meio de radiografias panorâmicas. No entanto, estas imagens radiográficas não permitem avaliar a localização exacta de um dente supranumerário e as suas relações espaciais com as estruturas vizinhas e os dentes adjacentes, que são necessárias para o planeamento do tratamento. Atualmente, a TCFC (Tomografia Computorizada de Feixe Cónico) é defendida para determinar, analisar e planear o tratamento de supranumerários com base em informações 3D precisas relativamente ao tipo, forma e posição do dente supranumerário, bem como aberrações locais e reabsorção radicular dos dentes permanentes adjacentes.[27]

CLASSIFICAÇÃO

Os dentes supranumerários são classificados de acordo com a morfologia e a localização. Na dentição decídua, a morfologia é geralmente normal ou cónica. Na dentição permanente, há uma maior variedade de formas. Quatro diferentes1

HYPERDONTIA

INTRODUÇÃO

Anomalia dentária em que se formam dentes supranumerários que excedem o número de

número normal.[27] Um dente supranumerário é um dente adicional ao número normal de

conjunto de dentes. Pode assemelhar-se muito aos dentes do grupo para o qual foram descritos tipos morfológicos de dentes supranumerários:

- Cónico
- Tuberculado
- Suplementar
- Odontoma

Cónico - Este pequeno dente supranumerário cónico em forma de cavilha é mais frequentemente encontrado na dentição permanente. Desenvolve-se com a formação da raiz antes ou numa fase equivalente à dos incisivos permanentes e apresenta-se normalmente como um mesiodens. Ocasionalmente, pode ser encontrado alto e invertido no palato ou numa posição horizontal. Na maioria dos casos, no entanto, o longo eixo do dente é normalmente inclinado. O supranumerário cónico pode resultar em rotação ou deslocação do incisivo permanente, mas raramente atrasa a erupção.

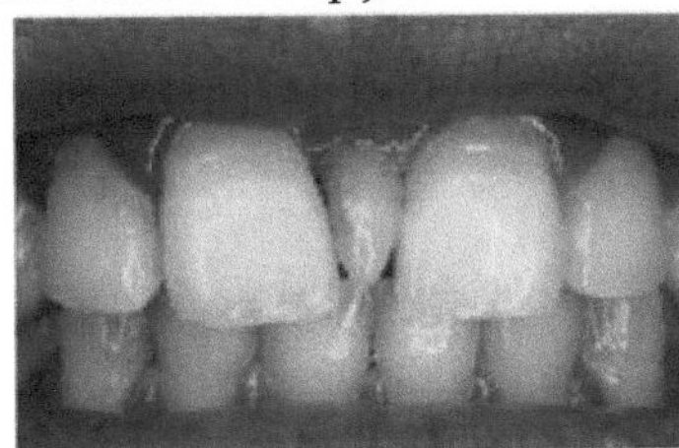

Fig 4: Dentes supranumerários cónicos

Tuberculado - O tipo tuberculado de supranumerário possui mais de uma cúspide ou tubérculo. É frequentemente descrito como tendo forma de barril e pode ser invaginado. A formação da raiz é atrasada em comparação com a dos incisivos permanentes. Os supranumerários tuberculados são frequentemente emparelhados e estão normalmente localizados no aspeto palatino dos incisivos centrais. Raramente irrompem e estão frequentemente associados a um atraso na erupção dos incisivos.

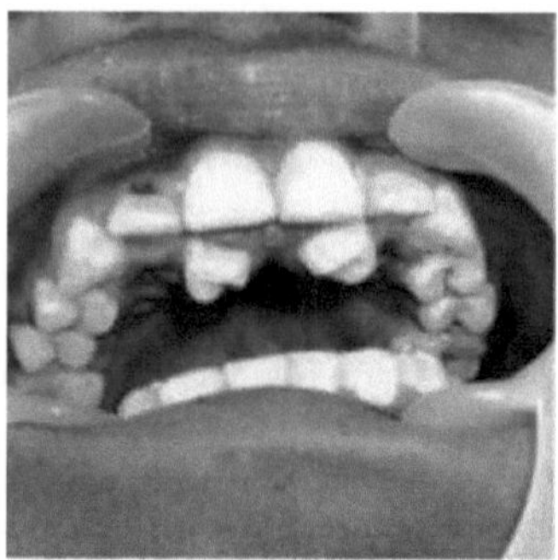

Fig. 5: Dentes supranumerários tuberculados

Suplementar - O supranumerário suplementar refere-se a uma duplicação de dentes na série normal e encontra-se no final de uma série dentária. O mais
O dente suplementar mais comum é o incisivo lateral maxilar permanente, mas também ocorrem pré-molares e molares suplementares. A maioria dos supranumerários encontrados na dentição decídua são do tipo suplementar e raramente permanecem impactados.

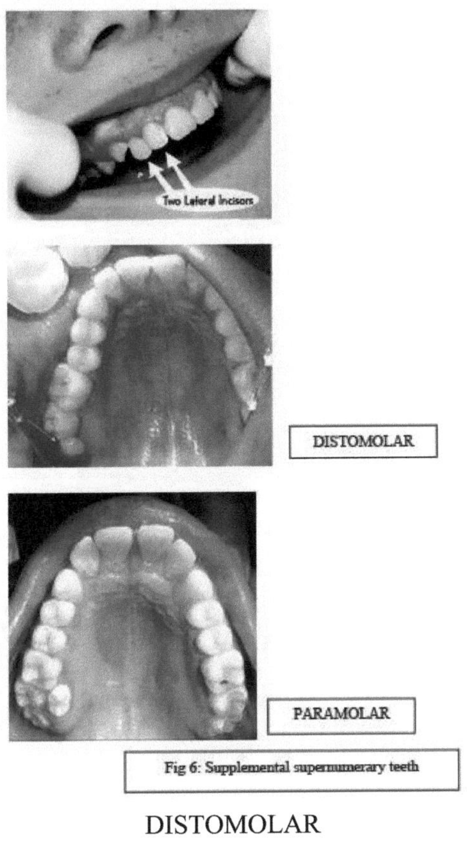

DISTOMOLAR
PARAMOLAR
Fig. 6: Dentes supranumerários suplementares

Odontoma - O odontoma tem sido listado como a quarta categoria de dentes supranumerários. No entanto, esta categoria não é universalmente aceite. O termo "odontoma" refere-se a qualquer tumor de origem odontogénica. É amplamente aceite que o odontoma representa uma malformação hamartomatosa e não uma neoplasia. A lesão é composta por mais de um tipo de tecido e, consequentemente, tem sido chamada de odontoma composto. Foram descritos dois tipos distintos: a massa difusa de tecido dentário totalmente desorganizada é conhecida como odontoma composto complexo; enquanto que a malformação que apresenta alguma semelhança anatómica superficial com um dente normal é referida como odontoma composto.[5]

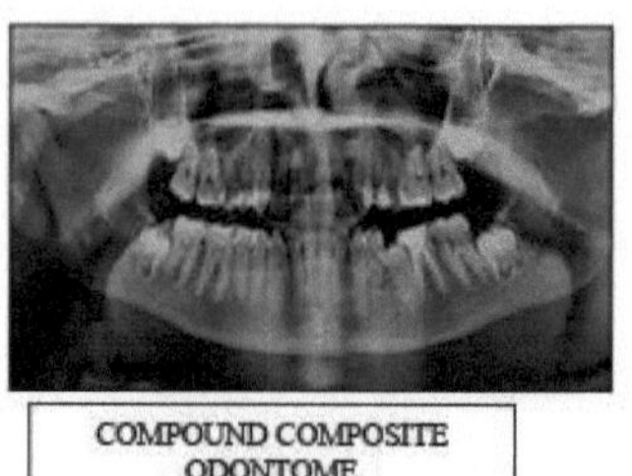

COMPOUND COMPOSITE
ODONTOME

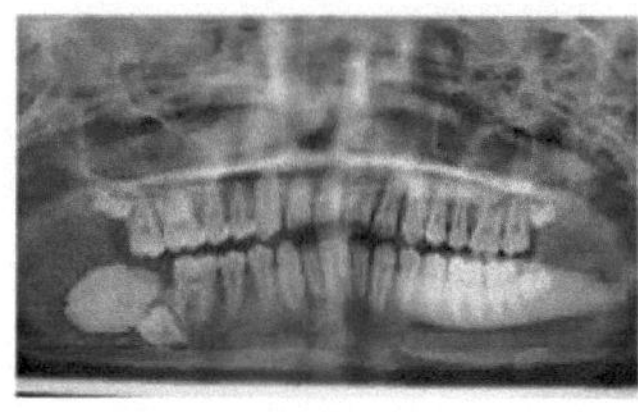

COMPLEX COMPOSITE
ODONTOME

COMPOSTO COMPOSTO
ODONTOME
COMPÓSITO COMPLEXO
ODONTOME

Fig 7: Odontoma de dentes supranumerários

AETIOLOGIA

Tem sido sugerido que os dentes supranumerários se desenvolvem a partir de um terceiro broto dentário que surge da lâmina dentária próximo ao broto do dente permanente, ou possivelmente a partir da divisão do próprio broto do dente permanente. Outra teoria, bem apoiada na literatura, é a teoria da hiperatividade, que sugere que os supranumerários são formados como resultado de uma hiperatividade local, independente e condicionada da lâmina dentária. Em alguns casos, parece haver uma tendência hereditária para o desenvolvimento de dentes supranumerários.[5]

Embora a maioria dos casos de supranumerários seja não-sindrómica, oito entidades muito diferentes apresentam dentes supranumerários como caraterística distintiva: displasia cleidocraniana, polipose adenomatosa familiar, síndrome tricorinofalângica tipo I, síndrome de Rubinstein Taybi, síndrome de Nance-Horan, síndrome de Opitz G/BBB, síndrome oculofaciocardiodental e síndrome de Robinow.[27,29]

PREVALÊNCIA

A incidência de hiperdontia é bastante rara e situa-se na faixa de 0,04/2,7%, com uma predileção masculina bem relatada. A prevalência de dentes permanentes supranumerários em brancos está entre 0,1% e 3,8%, com uma taxa ligeiramente maior observada em populações asiáticas. Embora os dados disponíveis sejam limitados, a prevalência nos negros americanos parece ser significativamente maior, com relatos que documentam uma frequência até nove vezes maior do que a observada nos brancos. A frequência na dentição decídua é muito menor e varia de 0,3% a 0,8%. Aproximadamente 76% a 86% dos casos representam hiperdontia de um único dente, com dois dentes supranumerários observados em 12% a 23%, e três ou mais dentes extras observados em menos de 1% dos casos. A hiperdontia de um único dente ocorre mais frequentemente na dentição permanente, e aproximadamente 95% estão presentes na maxila, com uma forte predileção pela região anterior. No entanto, esses dados amplamente aceitos parecem estar associados a um forte viés racial. Estudos limitados de prevalência em negros americanos revelam que os quartos molares são os dentes extras mais comuns, com uma frequência comparativamente baixa de incisivos supranumerários. Quando todos os estudos de prevalência são combinados, o local mais comum é a região dos incisivos superiores, seguido pelos quartos molares superiores e quartos molares inferiores, pré-molares, caninos e incisivos laterais. Os incisivos inferiores supranumerários são muito raros. Embora os dentes supranumerários possam ser bilaterais, a maioria ocorre unilateralmente. Em contraste com a hiperdontia de um único dente, os dentes supranumerários múltiplos não sindrómicos ocorrem mais frequentemente na mandíbula. Esses dentes supranumerários múltiplos ocorrem mais frequentemente na região pré-molar, seguida pelas regiões molar e anterior, respetivamente.[4]

CARACTERÍSTICAS CLÍNICAS

Dentes supranumerários na região anterior - Embora os dentes supranumerários possam ser encontrados em qualquer localização na arcada dentária maxilar ou mandibular, eles têm uma predileção bem documentada pela pré-maxila anterior. Os supranumerários na pré-maxila causam mais frequentemente distúrbios locais, como diastema da linha média, atraso ou impedimento na erupção dos incisivos permanentes associados, deslocamento e rotações dos dentes adjacentes, apinhamento e desalinhamento dos incisivos, possível reabsorção ou dilacerações radiculares, desenvolvimento de cisto dentígero e migração para a cavidade nasal ou seio maxilar.[27,30]

O mesiodens é o dente supranumerário que ocorre na região entre os incisivos centrais superiores. Podem ocorrer isoladamente ou em pares, irrompidos ou impactados. Eles são mais comumente vistos na dentição permanente do que na primária. Eles são consistentemente relatados como os dentes supranumerários mais comumente observados. Sua incidência é relatada como variando entre

0,131,6% com uma predileção de 1,5-2,8:1 para ocorrência em homens. Os mesiodentes bilaterais ocorrem em 4-25,8% de todos os casos. Eles são geralmente encontrados não irrompidos, com uma coroa em forma de cone e uma raiz curta. De acordo com a sua forma (morfologia) e tamanho, existem dois tipos de mesiodentes, o primeiro tipo é eumórfico, assemelhando-se aos incisivos centrais com forma e tamanho normais. O segundo inclui mesiodens dismórficos com tamanhos e formas variáveis, podendo ainda ser subdivididos (de acordo com a sua morfologia) em cónicos, tuberculados ou molariformes, ou molariformes, dos quais a forma cónica é a mais prevalente.

A maioria dos mesiodentes tem sido relatada como ocorrendo palatino aos incisivos centrais. Estudos relatam que a posição mais comum é a vertical. No entanto, uma posição invertida também é comum. Asaumi et al. relataram que, dos 256 mesiodentes estudados, 172 (67%) estavam invertidos, 69 (27%) em uma direção normal e 15 (6%) em uma direção horizontal contra o eixo do dente. A ocorrência familiar de mesiodens está bem documentada. Em alguns casos, mais de um irmão foi afetado. A anomalia também foi observada em mais de uma geração e, por vezes, salta uma geração.

Menos frequentemente, os dentes supranumerários podem estar posicionados entre os incisivos centrais e laterais ou entre os incisivos laterais e os caninos. Os incisivos laterais supranumerários ocorrem mais frequentemente na maxila do que na mandíbula, e a maioria ocorre unilateralmente, erupcionados e do tipo suplementar. Os incisivos laterais supranumerários são mais frequentemente observados no sexo masculino. Os incisivos laterais supranumerários são mais pequenos do que os incisivos laterais normais adjacentes, enquanto os incisivos laterais normais adjacentes aos supranumerários são mais pequenos do que os incisivos contralaterais.[27,31] Os incisivos laterais suplementares são raros, e quase todos os casos de incisivos laterais supranumerários relatados na literatura estavam erupcionados. A prevalência de incisivos laterais supranumerários foi descrita como sendo de 0,05-1,59%. Embora existam inúmeros estudos na literatura que investigam as caraterísticas de vários tipos de dentes supranumerários, apenas alguns focam nos caninos supranumerários. Eles são detectados mais frequentemente na maxila do que na mandíbula e podem ocorrer principalmente na forma de pequenos dentes de formato cônico. Os caninos supranumerários são extremamente raros. Entre 21.615 pacientes espanhóis, foram diagnosticados 22 com 26 caninos supranumerários, apresentando uma prevalência de 0,10%.

Pré-molares supranumerários - Os pré-molares supranumerários são dentes "extras", morfologicamente pertencentes ao grupo dos pré-molares, e geralmente são relatados em pacientes com mais de 12 anos de idade; também foram relatados casos de pré-molares supranumerários de desenvolvimento tardio. Os pré-molares supranumerários podem ser unilaterais, bilaterais, únicos ou múltiplos. Os supranumerários na região dos pré-molares são geralmente do tipo suplementar. A prevalência de pré-molares supranumerários varia entre 0,09% - 0,76% e é relatada como sendo mais comum no sexo masculino do que no feminino. Os pré-molares supranumerários ocorrem mais frequentemente na mandíbula do que na maxila. A orientação de um pré-molar supranumerário pode ser vertical, mesio-inclinada, disto-inclinada e invertida. Arikan et al. relataram que dos 16 pré-molares supranumerários detetados na sua população de estudo (n = 7551), 10 (62,5%) estavam orientados verticalmente. Os casos bilaterais são mais comuns do que os unilaterais. Os casos bilaterais mandibulares são mais comuns do que os maxilares. Kaya et al. relataram que 75% (n = 20) dos casos unilaterais de pré-molares supranumerários eram do lado direito.[27,32]

Molares supranumerários - Os molares supranumerários são para- ou distomolares. Os paramolares localizam-se distalmente ao primeiro molar, mas fora da arcada dentária, quer por vestibular quer por lingual, enquanto os distomolares se encontram distalmente ao terceiro molar e geralmente alinhados com a arcada dentária. Os distomolares são mais comuns do que os paramolares. Os distomolares (também chamados de quartos molares) são relatados com uma prevalência de 0,03 - 2,1%. Os distomolares ocorrem principalmente de forma isolada; a ocorrência bilateral é rara. Os distomolares ocorrem mais frequentemente na maxila. Os distomolares têm uma predileção pelo sexo masculino, embora Bamgbose et al. tenham relatado que os distomolares ocorreram na sua amostra de estudo com uma frequência aproximadamente igual em homens e mulheres. A ocorrência de distomolares também foi relatada com frequência quase igual nos lados esquerdo e direito. Os distomolares são geralmente impactados. Em contraste, Casettee et al. relataram que apenas três dos 24 distomolares observados em 25.186 pacientes italianos caucasianos estavam impactados, enquanto os outros estavam erupcionados. Um distomolar pode ter uma morfologia normal com uma coroa completamente desenvolvida, raiz única, distinta do terceiro molar adjacente, ou pode diferir da sua morfologia normal. Estudos relatam que uma grande percentagem dos distomolares detetados apresentava uma forma molariforme (tuberculada). Por outro lado, outros relatos afirmam que os distomolares são, em sua maioria, de formato cônico e menor que o terceiro molar superior. Os paramolares são relativamente incomuns, com uma prevalência de 0,036 - 0,13%, e ocorrem mais frequentemente na maxila. Um estudo relatou ocorrência igual em ambos os maxilares. Os paramolares ocorrem principalmente de forma isolada; a ocorrência bilateral é rara. Os paramolares têm predileção pelo sexo feminino. A prevalência de dentes paramolares foi ligeiramente maior no lado esquerdo do que no lado direito.[27,33]

GESTÃO

A presença de dentes supranumerários deve ser suspeitada se for observado um atraso significativo na erupção de uma porção localizada da dentição. Devido à diminuição da nitidez na porção anterior de uma radiografia panorâmica, essa imagem deve ser combinada com radiografias oclusais e periapicais para visualizar completamente a área. Os dentes supranumerários podem se desenvolver muito tempo após a erupção da dentição permanente. Várias publicações documentaram o surgimento de bicúspides supranumerários até 11 anos após o término do desenvolvimento normal dos dentes. Em pacientes previamente diagnosticados com dentes supranumerários, ou naqueles geneticamente predispostos, é necessário monitorar a longo prazo o desenvolvimento de dentes adicionais. O diagnóstico e o tratamento precoces são muitas vezes cruciais para minimizar os problemas estéticos e funcionais dos dentes adjacentes. Devido ao facto de apenas 7% a 20% dos dentes supranumerários existirem sem complicações clínicas, o padrão de tratamento é a remoção do dente acessório durante o período da dentição mista inicial. As complicações geradas por dentes supranumerários anteriores tendem a ser mais significativas do que aquelas associadas a dentes extras nas regiões posteriores. Relatos têm documentado a erupção espontânea da dentição adjacente em 75% dos casos, se o dente supranumerário for removido precocemente. Após a remoção do dente supranumerário, a erupção completa ocorre tipicamente dentro de 18 meses a 3 anos. Dentes permanentes impactados com ápices fechados ou associados a um mesiodens tuberculoso podem apresentar uma tendência reduzida para a erupção espontânea. Os dentes permanentes que não conseguem erupcionar são melhor tratados por exposição cirúrgica com erupção ortodôntica. A remoção de dentes decíduos não irrompidos não é recomendada, pois a maioria erupcionará espontaneamente.

Uma consequência da terapia tardia pode incluir a erupção atrasada, reabsorção dos dentes adjacentes, deslocamento dos dentes com apinhamento associado, dilaceração, maloclusão, formação de diastema ou erupção na cavidade nasal. Os dentes supranumerários também predispõem a área à pericoronite subaguda, gengivite, periodontite, formação de abcessos e ao desenvolvimento de qualquer um de um grande número de cistos e tumores odontogénicos.

Um estudo que tentou determinar o momento ideal para a remoção dos mesiodentes numa população pediátrica sugeriu que a remoção após os 10 anos de idade estava associada a uma maior prevalência de defeitos de desenvolvimento dos dentes permanentes adjacentes, tais como dilaceração e reabsorção radicular. Embora seja necessária uma abordagem cirúrgica cautelosa para evitar danos ao incisivo em desenvolvimento adjacente, a remoção dos mesiodentes antes dos 6 a 7 anos de idade parece ser vantajosa para diminuir as complicações locais de desenvolvimento.[4]

HIPO-HIPERDONTIA CONCOMITANTE

A hipo-hiperdontia é uma "condição mista numérica extremamente rara na qual os dentes podem ser supranumerários ou ausentes, em relação ao complemento normal."[34] O processo mais comum envolve incisivos mandibulares ausentes seguidos de segundos pré-molares; em contraste, os dentes supranumerários são vistos mais frequentemente na maxila anterior seguidos de caninos suplementares ou pré-molares maxilares.[4] A hipodontia é comumente observada em indivíduos do sexo feminino, enquanto a hiperdontia é frequentemente relatada em indivíduos do sexo masculino. No entanto, como é muito difícil diferenciar os tipos maxilar e pré-maxilar, a hipo-hiperdontia foi dividida em três categorias:
o tipo maxilar (apenas a arcada maxilar),
tipo mandibular (apenas o arco mandibular) e
tipo bimaxilar (ambas as arcadas maxilar e mandibular).
Com base na ocorrência, verificou-se que o tipo de hipohiperdontia bimaxilar (65%) foi o mais comum, seguido pelo maxilar (21%) e mandibular (14%).
Com base na ocorrência nas arcadas, a hipo-hiperdontia é dividida em três tipos: anterior (hipo-hiperdontia envolvendo apenas a região anterior), posterior (hipo-hiperdontia envolvendo apenas a região posterior) e antero-posterior (hipo-hiperdontia envolvendo tanto a região anterior como a posterior).
Verificou-se que quase 57% dos casos foram relatados na região anterior, enquanto 43% dos casos foram relatados na região anteroposterior. Assim, é evidente que a hipohiperdontia posterior isolada é extremamente rara e não foi relatada.
As síndromes associadas à hipohiperdontia incluem a síndrome de Down, a síndrome de Dubowitz, a síndrome de Ellis-van Creveld, a fucosidose, a síndrome G/BBB, a síndrome de Marfan, a fenda labial e palatina bilateral e a fenda palatina e anomalias das vértebras cervicais.
Verifica-se que o taurodontismo, o deninvaginatus e os dentes duplos são anomalias frequentemente associadas à hipo-hiperdontia. O tratamento dessa condição é desafiador e exige uma abordagem multidisciplinar, pois não há protocolos de tratamento padrão documentados. A maioria dos dentes supranumerários erupcionados de tamanho e forma anormais é removida por razões estéticas. Dentes suplementares podem ser extraídos e também

preservados, se necessário, caso a hipodontia seja evidente no mesmo local ou na região adjacente. O diagnóstico precoce é essencial para o manejo adequado, permitindo que o clínico implemente o tratamento mais apropriado para minimizar complicações futuras. Dentes supranumerários ou ausentes podem ser identificados por contagem, e a avaliação da dentição completa com radiografias panorâmicas é essencial para o reconhecimento dessas duas anomalias numéricas.[34]

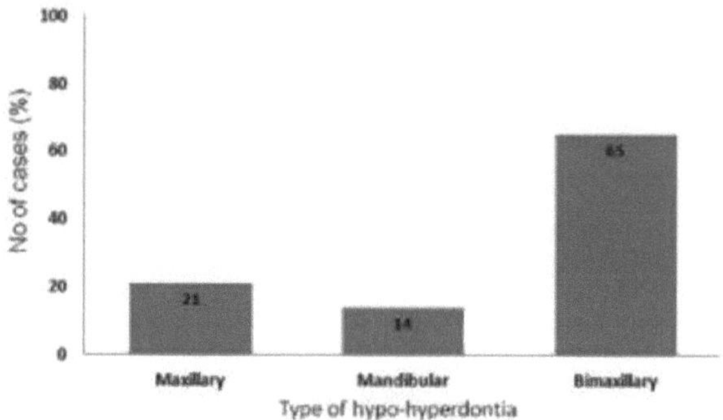

Fig 8: COMPARAÇÃO DE DIFERENTES CASOS DE DIFERENTES TIPOS DE HIPO- HIPERDONTIA

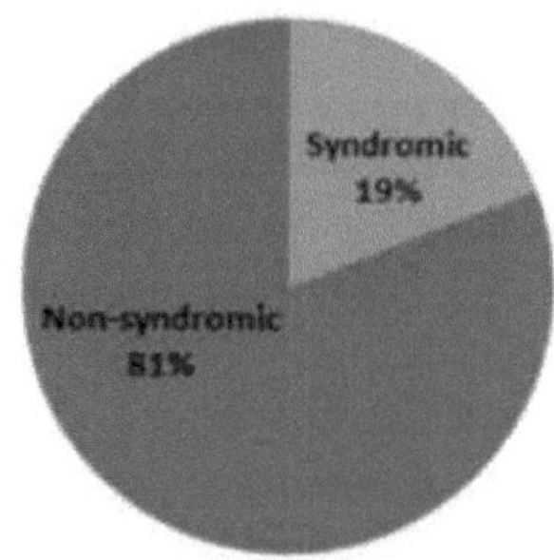

Fig 9: OCORRÊNCIA DE HIPO- HIPERDONTIA COM BASE EM SINDROMES ACOMPANHANTES

ALTERAÇÕES DE DESENVOLVIMENTO NO TAMANHO DOS DENTES

O tamanho dos dentes é variável entre as diferentes raças e entre os sexos. A presença de dentes invulgarmente pequenos é denominada microdontia; a presença de dentes maiores do que a média é denominada macrodontia. Embora a hereditariedade seja o principal fator, tanto as influências genéticas como as ambientais afectam o tamanho dos dentes em desenvolvimento. A dentição decídua parece ser mais afetada por influências maternas intra-uterinas; os dentes permanentes parecem ser mais afectados pelo ambiente.[4]

A microdontia está fortemente associada à hipodontia; a macrodontia é frequentemente observada em associação com a hiperdontia. As mulheres demonstram uma maior frequência de microdontia e hipodontia; os homens têm uma maior prevalência de macrodontia e hiperdontia.

1. MICRODONTIA

INTRODUÇÃO

A microdontia é uma condição em que os dentes são mais pequenos do que o tamanho normal, podendo envolver todos os dentes ou limitar-se a um único dente ou a um grupo de dentes. Muitas vezes, os incisivos laterais e os terceiros molares podem ser pequenos. A microdontia generalizada é extremamente rara, embora ocorra em alguns pacientes com nanismo.[35] Esta anomalia tem importantes repercussões estéticas (presença de diastemas alargados) e funcionais (má oclusão, retenção de alimentos).[36]

CLASSIFICAÇÃO

São reconhecidos três tipos de microdontia:

(1) verdadeira microdontia generalizada,

(2) microdontia generalizada relativa e

(3) microdontia envolvendo um único dente.

Na **microdontia generalizada verdadeira**, todos os dentes são mais pequenos do que o normal. Para além da sua ocorrência em alguns casos de nanismo pituitário, esta condição é extremamente rara. Os dentes são bem formados, apenas pequenos.

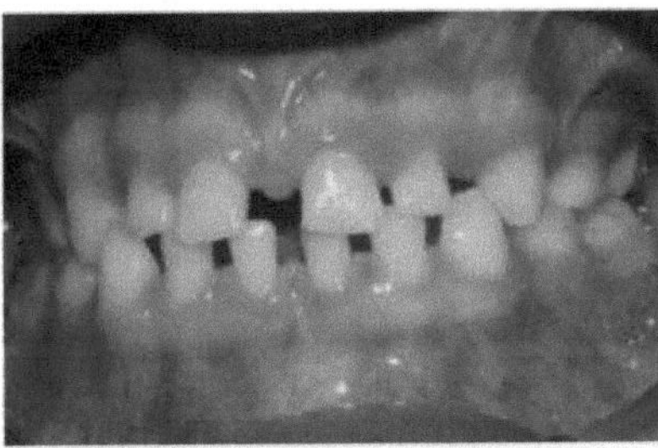

Fig. 10: Microdontia generalizada verdadeira

Na **microdontia generalizada relativa**, dentes normais ou ligeiramente menores que o normal estão presentes em mandíbulas que são um pouco maiores que o normal, e há uma ilusão de microdontia verdadeira. Como é bem reconhecido que uma pessoa pode herdar o tamanho da mandíbula de um dos pais e o tamanho dos dentes do outro, o papel dos fatores hereditários na produção de tal condição é óbvio.

A microdontia envolvendo um único dente é uma condição bastante comum. Afecta mais frequentemente o incisivo lateral maxilar e o terceiro molar. Estes dois dentes estão entre os que mais frequentemente estão ausentes congenitamente. É interessante notar, no entanto, que outros dentes que estão frequentemente ausentes congenitamente, os segundos pré-molares maxilares e mandibulares, raramente exibem microdontia. Os dentes supranumerários, no entanto, são frequentemente pequenos em tamanho.[5]

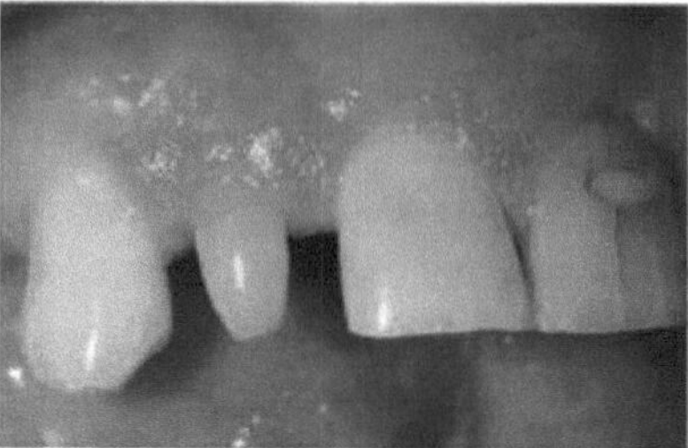

Fig. 11: Microdontia de um único dente

AETIOLOGIA

A etiologia da microdontia permanece mal compreendida. Pode ser de origem genética e/ou ambiental.[36,37]

CARACTERÍSTICAS CLÍNICAS

O termo microdontia deve ser aplicado apenas quando os dentes são fisicamente mais pequenos do que o normal. Dentes de tamanho normal podem parecer pequenos quando amplamente espaçados dentro de mandíbulas que são maiores do que o normal. Essa aparência tem sido historicamente denominada microdontia relativa, mas representa macrognatia (não microdontia). A microdontia verdadeira difusa é incomum, mas pode ocorrer como um achado isolado na síndrome de Down, no nanismo hipofisário e em associação com um pequeno número de doenças hereditárias raras que exibem múltiplas anormalidades da dentição. A microdontia isolada dentro de uma dentição normal não é incomum. A lateral do maxilar é afetada com maior frequência e aparece tipicamente como uma coroa em forma de cavilha sobreposta a uma raiz que frequentemente tem um comprimento normal. O diâmetro mesiodistal é reduzido, e as superfícies proximais convergem em direção à borda incisal. A prevalência relatada varia de 0,8% a 8,4% da população, e a alteração parece ser autossómica dominante com penetrância incompleta. Além disso, a microdontia isolada frequentemente afeta os terceiros molares. É interessante notar que os incisivos laterais superiores e os terceiros molares estão entre os dentes mais frequentemente ausentes congenitamente. Quando um dente em forma de pino está presente, os dentes permanentes remanescentes geralmente apresentam um tamanho mesiodistal ligeiramente menor.[4]

TRATAMENTO

O tratamento da microdontia localizada geralmente consiste em tratamento ortodôntico para idealizar as posições dentárias e, em seguida, restauração direta ou indireta dos dentes. A exodontia também é uma alternativa, restaurando a função e a estética utilizando próteses parciais fixas sobre implantes, coladas e/ou tradicionais. O uso de próteses parciais removíveis (RPD) raramente é possível porque o edentulismo parcial é frequentemente menor. O tratamento da microdontia é, portanto, muitas vezes multidisciplinar e a escolha da terapia deve considerar a extensão e a gravidade da microdontia, a idade do paciente e o potencial de crescimento futuro, a colaboração e as expectativas estéticas e funcionais.[36,38]

2. MACRODONTIA

INTRODUÇÃO

A macrodontia, também conhecida como megadontia ou megalodontia, refere-se a dentes que são fisicamente maiores do que o normal e pode ser clinicamente confundida com outras condições, como a fusão (dois germes dentários separados que se fundem para formar um dente) e a geminação (dois dentes que se formam a partir de um folículo, mas não são separados).[39,40]

CLASSIFICAÇÃO

Estes dentes podem ser classificados da mesma forma que os microdontias.

A **verdadeira macrodontia generalizada** - condição em que todos os dentes são maiores do que o normal - tem sido associada ao gigantismo hipofisário, mas é extremamente rara.

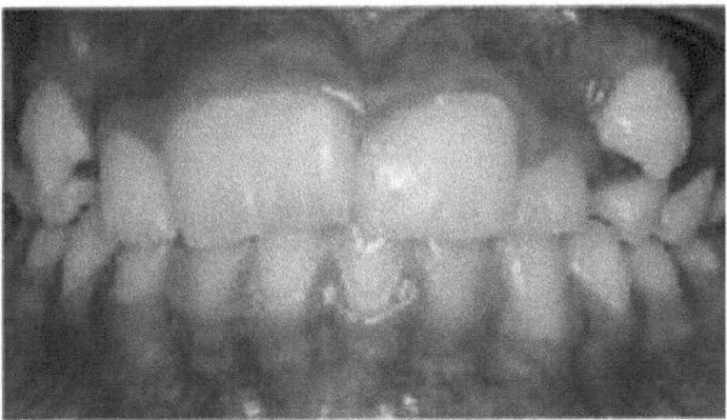

Fig. 12: Macrodontia generalizada verdadeira

A macrodontia generalizada relativa é um pouco mais comum e resulta da presença de dentes normais ou ligeiramente maiores do que o normal em maxilares pequenos, sendo que a disparidade de tamanho dá a ilusão de macrodontia. Como na microdontia, a importância da hereditariedade deve ser considerada.

A macrodontia de um único dente é relativamente incomum, mas é vista ocasionalmente. A sua etiologia é desconhecida. O dente pode parecer normal em todos os aspectos, exceto no que diz respeito ao seu tamanho. A verdadeira macrodontia de um único dente não deve ser confundida com a fusão de dentes, na qual, no início da odontogénese, a união de dois ou mais dentes resulta num único dente grande.[5]

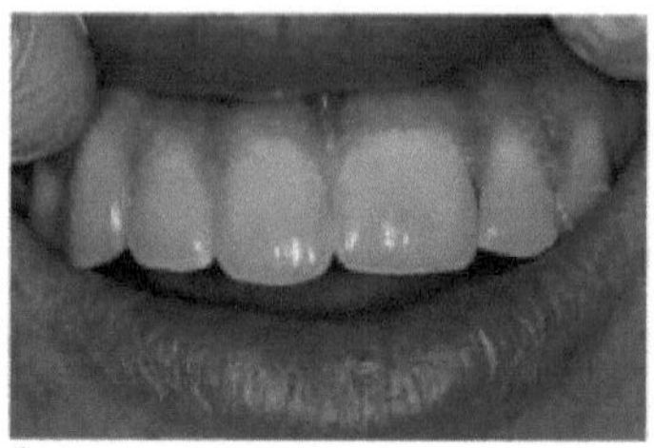

Fig. 13: Macrodontia de um único dente

AETIOLOGIA

Pode ser de origem genética ou ambiental.

CARACTERÍSTICAS CLÍNICAS

De forma análoga à microdontia, o termo macrodontia (megalodontia, megadontia) deve ser aplicado apenas quando os dentes são fisicamente maiores do que o normal e não deve incluir dentes de tamanho normal amontoados numa mandíbula pequena (anteriormente denominada macrodontia relativa). O envolvimento difuso é raro, e tipicamente apenas alguns dentes são anormalmente grandes. Tem sido observado em associação com gigantismo hipofisário, síndrome otodental, homens XYY e hiperplasia pineal com hiperinsulinismo. A macrodontia com erupção prematura unilateral não é rara na hiperplasia hemifacial. Autores postularam que o crescimento ósseo unilateral resultante dessa condição pode também afetar o desenvolvimento dos dentes do lado alterado. A macrodontia isolada é relatada mais frequentemente em incisivos ou caninos, mas também tem sido observada em segundos pré-molares e terceiros molares. Nessas situações, a alteração geralmente ocorre bilateralmente.[4] A prevalência da macrodontia na dentição permanente é de 0,03% a 1,9%, com maior incidência no sexo masculino. A macrodontia na região anterior representa um problema estético para os pacientes, levando ao apinhamento, acúmulo de placa bacteriana, interdigitação e redução do overjet.[39]

TRATAMENTO

O tratamento é maioritariamente limitado a desejos estéticos e pode colocar desafios durante a restauração, exigindo uma abordagem multidisciplinar, incluindo possível tratamento endodôntico, periodôntico ou ortodôntico. A restauração destes dentes é imperativa para o bem-estar emocional dos pacientes. Os dentes com macrodontia têm câmaras pulpares largas, o que limita a oportunidade de simplesmente triturar estes dentes mais pequenos, uma vez que a terapia do canal radicular seria imperativa.[30,41]

PARTE 3

ALTERAÇÕES DE DESENVOLVIMENTO NA FORMA DOS DENTES

Dentes duplos (dentes conatos, dentes unidos) são dois dentes separados que exibem união pela dentina e (talvez) suas polpas. A união pode ser o resultado da fusão de dois brotos dentários adjacentes ou da divisão parcial de um em dois. O desenvolvimento de dentes grandes isolados ou unidos (ou seja, duplos) não é raro. Historicamente, a geminação foi definida como uma tentativa de divisão de um único botão dentário, resultando na formação de um dente com uma coroa bífida e, geralmente, uma raiz e um canal radicular comuns. Por outro lado, a fusão foi considerada a união de dois botões dentários normalmente separados, com a formação resultante de um dente unido com confluência de dentina. Finalmente, a concrescência era a união de dois dentes por cemento sem confluência da dentina. Se o dente unido for contado como um só e o número do dente estiver correto, então a anomalia poderia resultar da divisão de um único broto dentário ou da fusão do broto do dente permanente com o broto de um mesiodens adjacente. Alguns sugeriram que os termos geminação, fusão e concrescência deveriam ser descontinuados, e todas essas anomalias deveriam ser denominadas geminação. Isso também é confuso porque outros pesquisadores usam geminação para se referir ao desenvolvimento de dois dentes separados que surgiram da separação completa de um broto dentário. Devido a essa confusão na terminologia, o uso do termo gemelaridade não pode ser recomendado. Dentes extras são chamados de supranumerários, e outro nome não é necessário. Mesmo que a patogênese exata possa ser questionável em alguns casos (se causada pela fusão de botões adjacentes ou pela divisão parcial de um botão), os termos geminação, fusão e concrescência servem a um propósito útil, pois são os mais descritivos da apresentação clínica. A geminação é definida como um único dente aumentado ou um dente unido (ou seja, duplo) no qual a contagem de dentes é normal quando o dente anómalo é contado como um. A fusão é definida como um único dente aumentado ou unido (ou seja, duplo) em que a contagem de dentes revela um dente em falta quando o dente anómalo é contado como um. Concrescência é a união de dois dentes adjacentes apenas pelo cemento, sem confluência da dentina subjacente. Ao contrário da fusão e da geminação, a concrescência pode ser de desenvolvimento ou pós-inflamatória. Quando dois dentes se desenvolvem em estreita proximidade, é possível a união de desenvolvimento por cemento. Além disso, as áreas de dano inflamatório nas raízes dos dentes são reparadas pelo cemento, uma vez que o processo incitante se resolve. A concrescência de dentes adjacentes pode surgir em dentes inicialmente separados, nos quais a deposição de cemento se estende entre duas raízes muito próximas numa área de dano anterior.[4]

1. GEMINAÇÃO

INTRODUÇÃO

Dentes geminados são anomalias que surgem de uma tentativa de divisão de um único germe dentário por uma invaginação, resultando na formação incompleta de dois dentes. A estrutura é geralmente uma com duas coroas completamente ou incompletamente separadas que têm uma única raiz e canal radicular. É observada tanto na dentição decídua quanto na permanente e, em alguns casos relatados, parece apresentar uma tendência hereditária. Nem sempre é possível diferenciar entre geminação e um caso em que houve fusão entre um dente normal e um dente supranumerário. O termo "geminação" tem sido usado algumas vezes para designar a produção de estruturas equivalentes por divisão, resultando em um dente normal e um supranumerário.[5]

AETIOLOGIA

A etiologia da geminação permanece pouco clara. Existem várias hipóteses. Grover & Lorton (1985) afirmam que interferências metabólicas locais, que ocorrem durante a morfodiferenciação do germe dentário, podem ser a causa. Eles sugerem que pode haver uma relação entre geminação, geminação e odontoma; outra possibilidade é o trauma.[42]

CARACTERÍSTICAS CLÍNICAS

A geminação é observada tanto na dentição decídua como na permanente. Existe uma prevalência global de 0,5% na dentição decídua, 0,1% na permanente e 0,02% em ambas as dentições.[43] Os dentes normalmente afectados são os incisivos maxilares permanentes e os incisivos mandibulares decíduos. Por vezes, a anomalia pode ocorrer bilateralmente.[44] Na região anterior, esta anomalia pode causar uma aparência estética desagradável devido à morfologia irregular. Se um sulco profundo estiver presente, esses dentes podem ser suscetíveis a cáries e doenças periodontais e podem exigir intervenção endodôntica em alguns casos, o que pode ser complicado. A geminação apresenta-se geralmente de forma assintomática. De facto, a cooperação de profissionais com experiência em várias áreas da medicina dentária é importante para criar ou alcançar o sucesso funcional e estético nestes casos.[45]

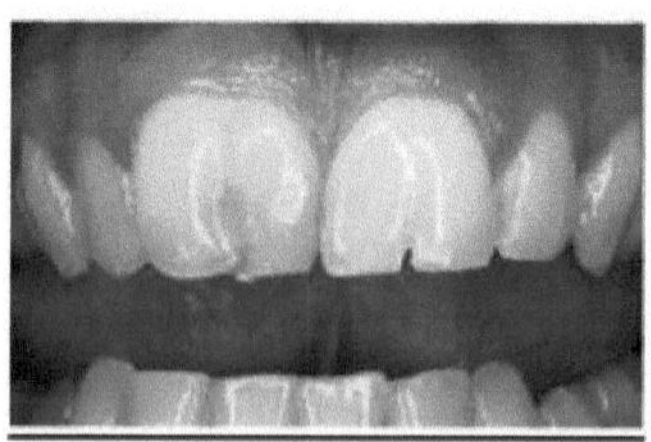

Fig. 14: **Geminação Bilateral.** Dois dentes duplos. A contagem dos dentes era normal quando cada dente anómalo era contado como um.

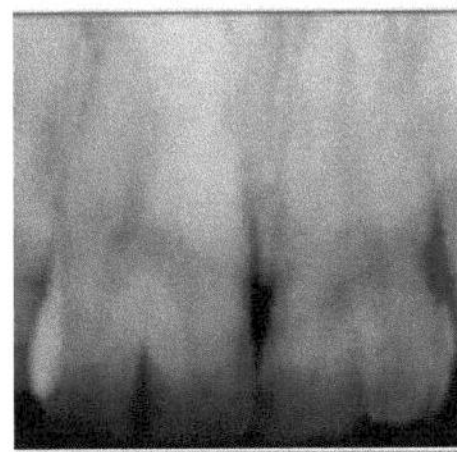

Fig. 15: Radiografia periapical dos incisivos geminados

TRATAMENTO

A geminação apresenta-se normalmente de forma assintomática. De facto, a cooperação de profissionais com experiência em várias áreas da medicina dentária é importante para criar ou alcançar o sucesso funcional e estético nestes casos. Vários métodos de tratamento têm sido descritos na literatura em relação aos diferentes tipos e variações morfológicas de dentes fundidos, incluindo tratamento endodôntico, restaurador, cirúrgico, periodontal e/ou ortodôntico.[45,46]

2. FUSÃO

INTRODUÇÃO

A fusão dentária é uma anomalia de desenvolvimento, que resulta da união de dois dentes originários tanto da dentição decídua como da permanente. Não são consideradas comuns, tendo uma frequência de ocorrência que varia entre 0,3% e 3,8% na população geral. Esses dentes são identificados principalmente devido à sua posição e forma únicas na arcada dentária. De acordo com sua posição, são denominados distomolares, mesiodens, paramolares e mesiomolares.[47,48] Podem estar unidos por esmalte, dentina e sua polpa e os canais podem estar conectados ou separados com base no estágio de desenvolvimento em que a fusão ocorreu. As camadas germinativas epitelial e mesenquimal estão envolvidas nesse processo, culminando com a morfologia irregular do dente. O grau de fusão depende do estágio de desenvolvimento do dente, sendo a união da dentina o principal critério.[47]

AETIOLOGIA

A etiologia dos dentes é desconhecida. Pensa-se que alguma força física ou pressão produz o contacto dos dentes em desenvolvimento e a sua subsequente fusão. Se este contacto ocorrer precocemente, pelo menos antes do início da calcificação, os dois dentes podem unir-se completamente para formar um único dente grande.

Se o contacto dos dentes ocorrer mais tarde, quando uma parte da coroa do dente tiver completado a sua formação, pode haver união apenas das raízes.[5]

Lowell e Solomon sugeriram que o contacto estreito entre dois germes dentários leva à necrose do tecido interveniente, permitindo que o órgão do esmalte e a papila dentária se unam. A determinação genética também foi evidente em alguns casos.[44]

CARACTERÍSTICAS CLÍNICAS

A fusão dentária é uma anomalia de desenvolvimento, que resulta da união de dois dentes originários tanto da dentição decídua como da permanente. Não são consideradas comuns, tendo uma frequência de ocorrência que varia entre 0,3% e 3,8% na população geral. Esses dentes são identificados principalmente devido à sua posição e forma únicas na arcada dentária. De acordo com sua posição, são denominados distomolares, mesiodens, paramolares e mesiomolares. Podem estar unidos por esmalte, dentina e sua polpa e os canais podem estar conectados ou separados com base no estágio de desenvolvimento em que a fusão ocorreu. As camadas germinativas epitelial e mesenquimal estão envolvidas nesse processo, culminando com a morfologia irregular do dente. O grau de fusão depende do estágio de desenvolvimento do dente, sendo a união da dentina o principal critério. Os dentes fundidos encontram-se predominantemente na região anterior, sendo os incisivos da dentição decídua os mais frequentemente afectados. A união de dois germes dentários discretos resulta em fusão, levando à formação de um único dente e esses dentes são unidos pelo tecido duro dentário, mas apresentam cavidades pulpares separadas.[47,49]

Os possíveis problemas clínicos estão relacionados com a aparência, o espaçamento e o problema periodontal.[5]

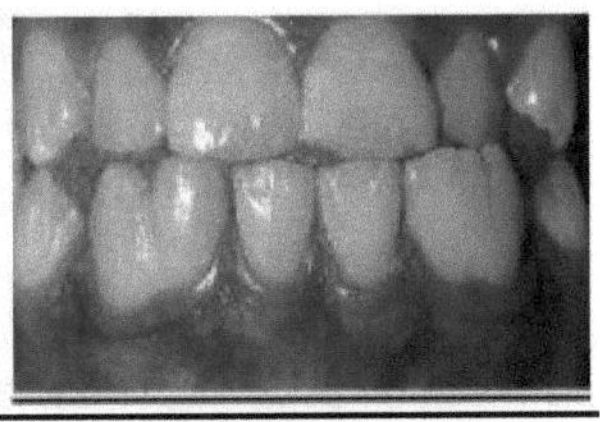

Fig. 16: Dentes duplos bilaterais no lugar dos incisivos laterais e cúspides mandibulares

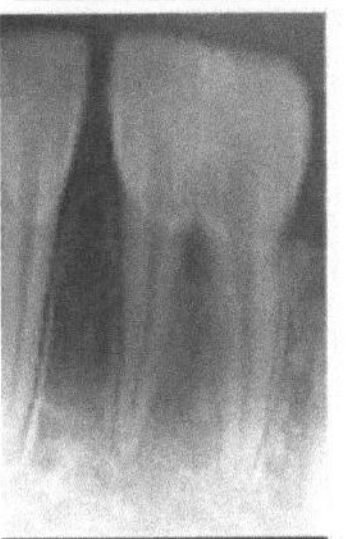

Fig. 17: Vista radiográfica de um dente duplo no lugar dos incisivos centrais e laterais da mandíbula. Observar canais radiculares separados

TRATAMENTO

Nos dentes fundidos, a indicação e o tratamento necessário serão ditados por considerações ortodônticas e estéticas. Se dois dentes normais se fundiram, a estrutura dentária resultante ocupa menos espaço do que dois dentes isolados e não será necessária a extração ou hemisecção das raízes. Se um dente normal e um supranumerário se fundiram, para além do apinhamento, podem ocorrer problemas estéticos e periodontais. Se o dente fundido tiver duas raízes separadas, a hemisecção de uma raiz pode ser indicada, desde que as raízes estejam separadas.

Se os sistemas pulpares de ambas as raízes estiverem conectados, será necessário o tratamento do canal radicular da raiz remanescente. Por vezes, estas comunicações só se tornam evidentes durante ou após o procedimento de hemisecção.

Se a remoção de uma das raízes não for indicada, o tratamento do canal radicular só será efectuado devido a cáries, pulpite ou por motivos de restauração. Nestes casos, a decisão sobre se o tratamento de canal de uma única raiz afetada ou de ambas as raízes deve ser realizado depende da anatomia interna do dente e da presença de comunicações entre os dois sistemas pulpares, respetivamente.[44]

3. CONCRESCÊNCIA

INTRODUÇÃO

A concrescência consiste em dois dentes totalmente formados, unidos ao longo das superfícies radiculares por cemento. O processo é observado com mais frequência nas regiões posterior e maxilar. O padrão de desenvolvimento frequentemente envolve um dente segundo molar no qual suas raízes se aproximam do terceiro molar impactado adjacente. O padrão pós-inflamatório frequentemente envolve molares cariados nos quais os ápices se sobrepõem às raízes de terceiros molares angulados horizontal ou distalmente. Este último padrão surge mais frequentemente num dente cariado que exibe uma grande perda dentária coronal. A grande exposição pulpar resultante permite frequentemente a drenagem pulpar, levando à resolução de uma parte da patose intra-óssea. Em seguida, ocorre o reparo cementário.[4]

AETIOLOGIA

A concrescência pode ocorrer durante a formação da raiz ou após a conclusão da fase radicular do desenvolvimento. Embora a etiologia exacta seja desconhecida, pensa-se que resulta de um traumatismo ou de um apinhamento de dentes adjacentes, de tal forma que o osso interdentário é reabsorvido, permitindo que as raízes dentárias adjacentes se fundam através da deposição de cemento entre elas. Também tem sido postulado que resulta de uma resposta inflamatória, por exemplo, a uma lesão cariosa, que causa a deposição de cemento e, finalmente, a fixação à raiz do dente adjacente. A quantidade de união pode variar desde um pequeno local até uma massa cementária sólida ao longo de toda a extensão das superfícies radiculares que se aproximam.[50] A concrescência pode ocorrer antes ou depois da erupção dos dentes e, embora normalmente envolva apenas dois dentes, há pelo menos um caso registado de união de três dentes por cemento.[5]

CARACTERÍSTICAS CLÍNICAS

A concrescência ocorre mais frequentemente na região dos molares superiores, com especial destaque para o envolvimento do terceiro molar, mas há casos que envolvem o primeiro molar.[51,52] Nessa região, o espaço ósseo para os dentes nem sempre é suficiente para contê-los na posição normal na arcada dentária. É comum que o terceiro molar superior vire sua coroa para distal, no túbulo da maxila, e seu desenvolvimento radicular acabe aproximando-o demais das raízes do segundo molar superior.[51]

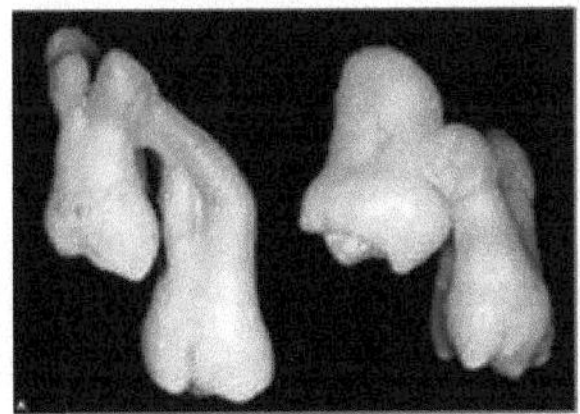
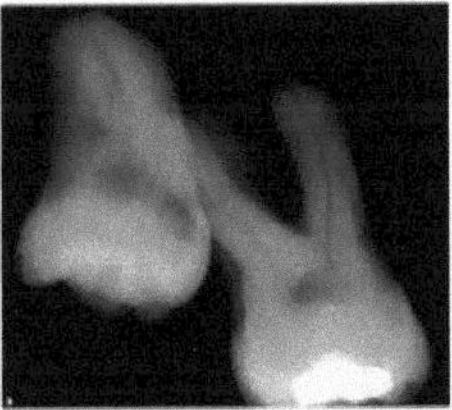

Fig 18: A- Segundo e terceiro molares unidos por cimento, em dentes com e sem hipercementose. B- A imagem radiográfica não permite a individualização radicular em dentes isolados de outros tecidos; in vivo, essa individualização tende a ser ainda mais difícil.

OS DENTES CONCRESCENTES PODEM SER DESLOCADOS OU SEPARADOS?

A movimentação de dentes que apresentam concrescência não é conveniente, pois requer forças muito intensas e tende a induzir reabsorções radiculares mais severas, caso ocorra a luxação. Uma vez separados, esses dentes podem ser considerados normais para movimentação.

Dois dentes que apresentam concrescência podem ser separados dependendo da extensão da área unida nessa relação entre os dois dentes, do acesso cirúrgico e principalmente da conveniência clínica. Na maioria das vezes, o interesse clínico é pela extração do terceiro molar superior, um dos dentes mais envolvidos com a concrescência. Dificilmente a concrescência envolve o forame apical a ponto de separá-lo, necessitando de tratamento endodôntico prévio. O tratamento endodôntico é frequentemente necessário devido a cáries e necrose pulpar. O dente a ser movimentado será reparado com novo cimento depositado na região seccionada. Mas, antes que os cementoblastos invadam e reparem essa área, durante o reparo - por duas a três semanas - ela sofrerá uma reabsorção superficial impercetível e logo será coberta por um novo cimento. A simples separação com a manutenção da proximidade e falta de função de um dos dentes fará com que se estabeleça uma nova concrescência, ou seja, um dos dentes deverá ser extraído ou afastado do local original através de movimentação ortodôntica. Após um período de reparação de 1 a 3 meses, os dentes separados estão biologicamente aptos a serem movimentados, se isso for clinicamente conveniente ou desejável. O detalhe mais importante na separação de dentes em concrescência é que o diagnóstico deve ser feito com antecedência, e não no momento da intervenção, ou seja, requer um planejamento específico para esse procedimento.[51]

TRATAMENTO

Os dentes concrescentes são clinicamente quase impossíveis de detetar. Devido à falta de envolvimento do esmalte, as coroas dos dentes afectados, se erupcionadas, parecem normais. Os dentes concrescentes podem desafiar a deteção radiográfica também; eles podem ser diagnosticados erroneamente

como simples sobreposição radiográfica ou sobreposição de dentes. Além disso, uma quantidade normal de cemento envolvida na concrescência também pode contribuir para um diagnóstico impreciso. A deteção de concrescência é importante devido às potenciais complicações de tratamento envolvidas durante a exodontia e a endodontia.[50,53] Se a união cementária entre os dentes afectados for ligeira, os dentes podem separar-se durante a extração de um dos dentes e podem nunca ser notados. Se a união for grande ou firme, a extração planeada de um dos dentes pode, inadvertidamente, resultar na remoção do seu companheiro. Além disso, pode ocorrer a fratura da tuberosidade maxilar ou do pavimento do seio maxilar, ou de ambos. Portanto, é importante que o clínico considere a possibilidade de concrescência ao planear extracções em que as raízes dos dentes adjacentes são radiograficamente indistinguíveis, especialmente na maxila posterior, onde esta anomalia é mais provável de ocorrer. Radiografias em múltiplas angulações podem auxiliar no diagnóstico. O clínico também deve considerar a possibilidade de concrescência se encontrar uma dificuldade inesperada na extração de um dente com este aspeto radiográfico. Se o médico suspeitar de concrescência antes do tratamento planeado, é importante que o doente seja informado sobre a condição e as potenciais complicações do procedimento. O clínico deve ter um plano cirúrgico para minimizar o risco de resultados adversos e inesperados. A secção dos dentes concrescentes deve ser considerada. O conhecimento por parte do médico das caraterísticas desta anomalia odontogénica pode ajudar
evitar resultados adversos no tratamento de dentes concrescentes.[50]

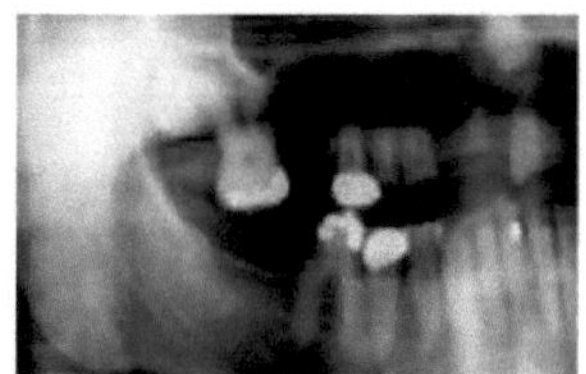

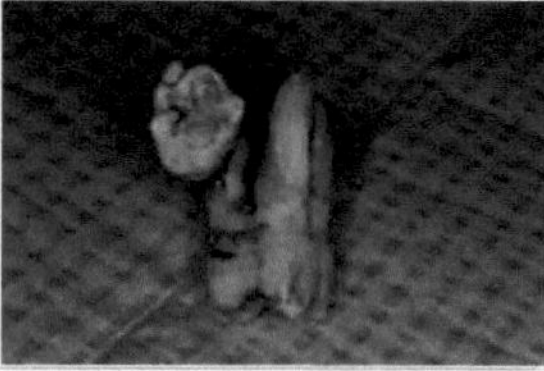

Fig. 19: Radiografia pré-cirúrgica do segundo e terceiro molares superiores concrescentes que foram extraídos.

Fig. 20: Segundo e terceiro molares maxilares direitos concrescentes após a extração.

4. CACHIMBO DE ÁGUA DE TALON

INTRODUÇÃO

A cúspide em garra, descrita pela primeira vez por Mitchell em 1892,[54] uma estrutura anómala semelhante a uma garra de águia, projecta-se lingualmente a partir das áreas do cíngulo de um incisivo permanente maxilar ou mandibular[5] e estende-se pelo menos a metade da distância da junção cemento-esmalte até ao bordo incisal.[4] Esta cúspide funde-se suavemente com o dente, exceto no caso de existir um sulco de desenvolvimento profundo onde a cúspide se funde com a superfície lingual inclinada do dente. É composta por esmalte e dentina normais e contém um corno de tecido pulpar.[5]

CLASSIFICAÇÃO

Hattab et al. classificaram a cúspide da garra em três tipos, de acordo com o grau de formação e extensão da cúspide.

O tipo 1 (talon) é uma cúspide adicional morfologicamente bem delineada que se projecta da superfície palatina até, pelo menos, metade da distância entre a JCE e o bordo incisal.

O tipo 2 (semitálon) refere-se a uma cúspide adicional (<1 mm) que pode fundir-se com a superfície palatina ou destacar-se do resto da coroa. Estende-se a menos de metade da distância entre a JCE e o bordo incisal.

O tipo 3 (trace talon) é a cíngula alargada que pode ter uma aparência cónica, bífida ou semelhante a um tubérculo.[54]

AETIOLOGIA

A etiologia da condição permanece desconhecida. Tal como acontece com outras anomalias da forma e tamanho dos dentes, a cúspide de Talon ocorre no início da odontogénese, ou seja, durante a fase de morfodiferenciação. Pode ocorrer como resultado do desdobramento das células epiteliais do esmalte interno (precursoras dos ameloblastos) e da hiperplasia focal transitória da papila dentária mesenquimal (precursoras dos odontoblastos).[55]

CARACTERÍSTICAS CLÍNICAS

A taxa de prevalência da cúspide talon varia de 0,04% a 10%. A dentição permanente é afetada mais frequentemente do que a dentição decídua e existe uma ligeira predileção pelo sexo masculino. A cúspide talon foi documentada com mais frequência nos incisivos laterais superiores permanentes, seguida pelos incisivos centrais superiores permanentes e caninos. A ocorrência da cúspide em talão em dentes mandibulares foi considerada extremamente rara.[54]

Em quase todos os casos, a cúspide acessória projecta-se a partir da superfície lingual do dente afetado e forma um padrão de três pontas que se assemelha a uma garra de águia. Em raras ocasiões, a cúspide pode projetar-se a partir da superfície facial ou de ambas as superfícies de um único dente. Um sulco profundo de desenvolvimento pode estar presente onde a cúspide se funde com a superfície subjacente do dente afetado. A maioria, mas não todas, as cúspides talares contêm uma extensão pulpar. Radiograficamente, a cúspide é vista sobrepondo-se à porção central da coroa e inclui esmalte e dentina. Apenas alguns casos demonstram extensões pulpares visíveis em radiografias dentárias. Ambos os sexos podem ser afectados, e a ocorrência pode ser unilateral ou bilateral. Em casos isolados, as influências genéticas parecem ter um efeito, porque ocasionalmente foram documentadas cúspides talon idênticas em gémeos. As cúspides talares também foram observadas em pacientes com síndrome de Rubinstein-Taybi, síndrome de Mohr, síndrome de Ellis-van Creveld, incontinência pigmentar acromiante, síndrome de Berardinelli-Seip e angiomatose de Sturge-Weber. Embora a força da associação entre a presença de cúspides talon e essas síndromes geralmente não seja clara, a síndrome de Rubinstein-Taybi está fortemente correlacionada, como demonstrado por um estudo de 45 pacientes afetados, nos quais 92% demonstraram cúspides talon.[4]

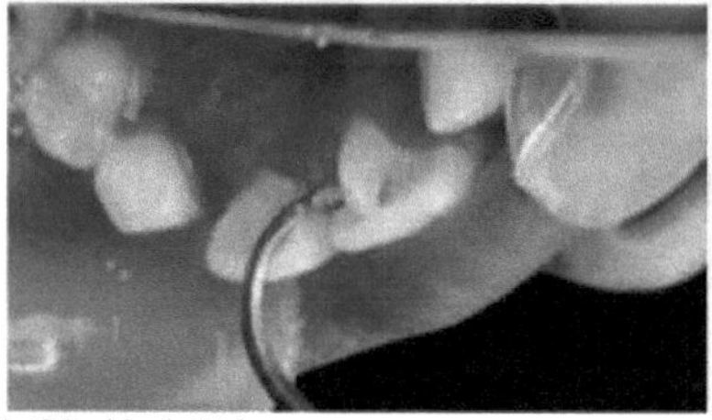

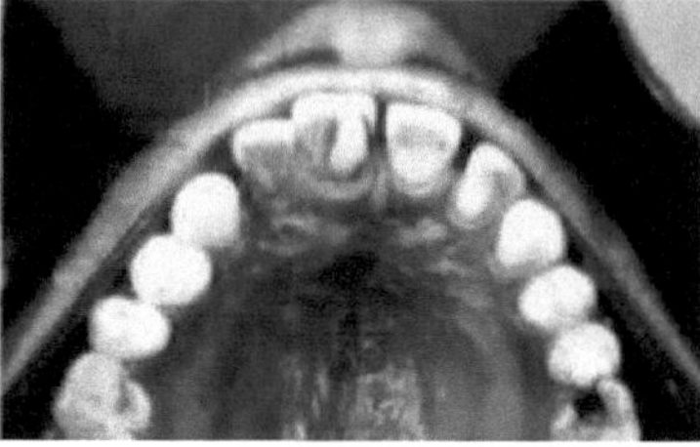

Fig. 21: Cúspide do Talon

TRATAMENTO

Esta anomalia coloca problemas como a estética, o controlo das cáries e a acomodação oclusal,[5] irritação da língua e interferência com o espaço linguístico.[55]

Há três aspectos importantes relacionados com o tratamento conservador da cúspide de Talons:

(i) tratar os sulcos profundos de desenvolvimento presentes na junção da cúspide adicional e da superfície palatina do dente,

(ii) o local de redução, e

(iii)quantidade de redução da cúspide do Talon.[54]

O sulco deve ser restaurado profilaticamente para evitar cáries. Se houver interferência oclusal, esta deve ser removida, mas é quase certo que ocorrerá exposição do corno pulpar, necessitando de terapia endodôntica.[5] O diagnóstico precoce é importante e, na maioria dos casos, é necessário um tratamento definitivo. Os sulcos profundos não cariados devem ser limpos com uma pasta de pedra-pomes, condicionados com ácido e selados com selante de fissuras. Se os sulcos estiverem cariados, a lesão deve ser removida e a cavidade deve ser obturada com material de restauração de ionómero de vidro. No caso de contactos prematuros e interferências oclusais, deve ser reduzida gradualmente em visitas consecutivas com um intervalo de 6-8 semanas para dar tempo para a deposição de dentina reparadora para proteção pulpar. Quando a aparência estética e a interferência oclusal não são um problema, a concavidade entre a cúspide e a superfície do dente pode ser obturada com resina composta. Sob certas condições, podem ser utilizados métodos menos conservadores, incluindo a redução completa da cúspide seguida de pulpotomia com hidróxido de cálcio para um dente imaturo ou terapia de canal radicular.[55] Assim, os sulcos também podem ser limpos e preparados de forma conservadora utilizando abrasão a ar e o selamento com abrasão GIC permite preparações ultraconservadoras com o mínimo de desconforto e apreensão para o paciente. Para além da redução do ruído, da vibração e da sensibilidade associados à abrasão a ar, é também muito eficaz, eficiente e precisa. A redução gradual da cúspide do Talon é efectuada passo a passo, uma vez que preserva a vitalidade da polpa e evita o risco de exposição da polpa e o desconforto associado à preparação dentinária profunda.[56,57] A trituração é efectuada ao longo do lado da cúspide e não na ponta da cúspide, porque a maioria dos odontoblastos se encontra ao longo do comprimento da cúspide. Estes odontoblastos promovem a deposição de dentina reparadora durante um período de algumas semanas.[56]

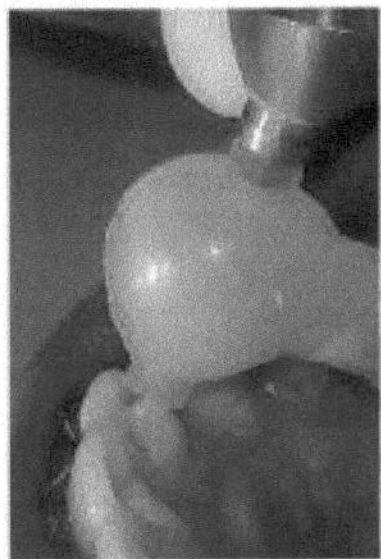

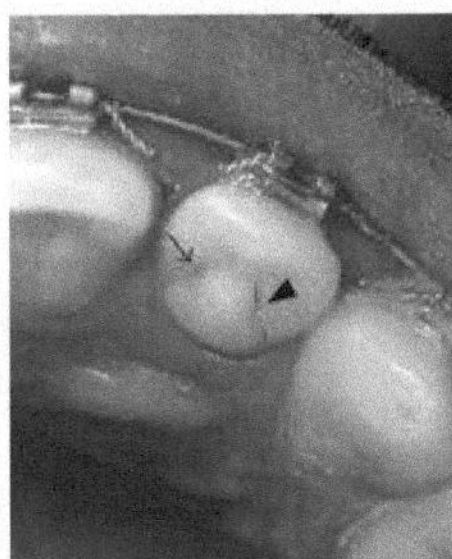

Utilização de um coletor de areia durante a abrasão a ar

ranhura preparada (seta longa) e ranhura não preparada (seta curta)

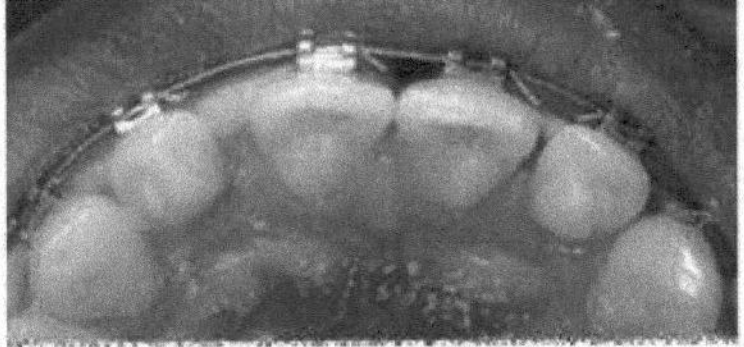

selagem das ranhuras com GIC

Fig. 22: Tratamento da cúspide do Talon

5. DENS INVAGINATUS (DENS IN DENTE, ODONTOMA COMPOSTO DILATADO)

INTRODUÇÃO

A invaginação do dens num dente humano foi descrita pela primeira vez por um dentista chamado "Sócrates" em 1856. O Dens invaginatus é uma anomalia de desenvolvimento que resulta da invaginação do órgão do esmalte na papila dentária durante a fase de desenvolvimento dos tecidos moles. À medida que os tecidos duros se formam, o órgão do esmalte invaginado produz um pequeno dente dentro da futura câmara pulpar.[58]

CLASSIFICAÇÃO

A primeira tentativa documentada de classificar os dens invaginatus foi efectuada por Hallet (1953), que sugeriu a existência de 4 tipos de invaginação com base em critérios clínicos e radiográficos.

Outras classificações também foram descritas envolvendo uma variedade de critérios e padrões. Por exemplo, Schulze e Brand (1972) sugeriram uma avaliação baseada em 12 variações possíveis na aparência clínica e radiográfica da invaginação.

No entanto, o sistema descrito por Oehlers[58,59] (1957) parece ser o mais utilizado, possivelmente devido à sua nomenclatura simples e facilidade de aplicação. Este sistema categoriza as invaginações em 3 classes, conforme determinado pela distância que se estende radiograficamente da coroa para a raiz.

Tipo I: A invaginação é mínima e revestida por esmalte; está confinada à coroa do dente e não se estende para além do nível da junção amelo-cementária externa.

Tipo II: A invaginação é revestida de esmalte e estende-se até à câmara pulpar, mas permanece no interior do canal radicular sem comunicação com o ligamento periodontal.

Tipo III A: A invaginação estende-se através da raiz e comunica lateralmente com o espaço do ligamento periodontal através de um pseudo-forame. Normalmente não há comunicação com a polpa, que se encontra comprimida no interior da raiz.

Tipo III B: A invaginação se estende através da raiz e se comunica com o ligamento periodontal no forame apical. Normalmente não há comunicação com a polpa.

Nas lesões de Tipo III, qualquer infeção dentro da invaginação pode levar a uma resposta inflamatória nos tecidos periodontais, dando origem a uma "periodontite periinvaginação".[58]

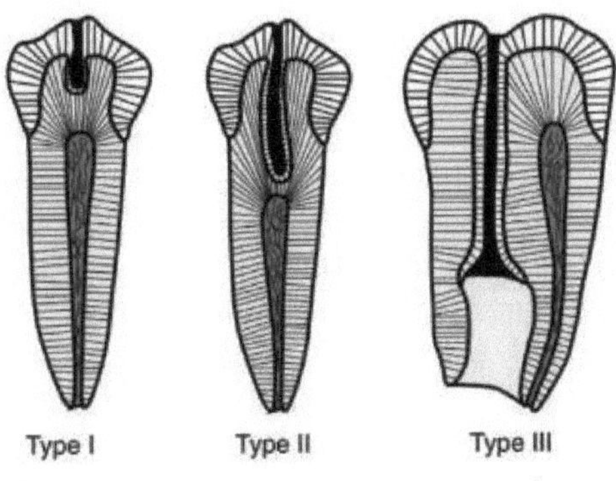

Fig. 23: Classificação do dens invaginatus coronal

AETIOLOGIA

A etiologia da malformação dens invaginatus é controversa e permanece obscura. Nas últimas décadas, várias teorias foram propostas para explicar a etiologia das invaginações coronais dentárias.

Kronfeld (1934) sugeriu que a invaginação resulta de uma falha focal de crescimento do epitélio interno do esmalte, enquanto o epitélio normal circundante continua a proliferar e a engolir a área estática.

Rushton (1937) propôs que a invaginação resulta da proliferação rápida e agressiva de uma parte do epitélio interno do esmalte que invade a papila dentária.

Oehlers (1957) considerou que a distorção do órgão do esmalte durante o desenvolvimento do dente e a subsequente protrusão de uma parte do órgão do esmalte levará à formação de um canal revestido de esmalte que termina no cíngulo ou, ocasionalmente, na ponta incisal. Este último pode estar associado à forma irregular da coroa.[58,59]

Atkinson (1943) sugeriu que o problema era o resultado de forças externas que exerciam um efeito sobre o germe dentário durante o desenvolvimento.

Foi proposto que a causa fosse um fator genético.[58,60]

CARACTERÍSTICAS CLÍNICAS

São reconhecidas duas formas, coronal e radicular.

O dens invaginatus coronal é visto com mais frequência; a prevalência relatada varia de 0,04% a 10% de todos os pacientes. Por ordem decrescente de frequência, os dentes mais frequentemente afectados incluem os incisivos laterais permanentes, incisivos centrais, pré-molares, caninos e molares. O envolvimento de dentes decíduos tem sido relatado, mas é incomum. Observa-se uma forte predominância maxilar.

A profundidade da invaginação varia de um ligeiro alargamento da fossa do cíngulo a um profundo desdobramento que se estende até o ápice. Como seria de esperar, antes da erupção, o lúmen da invaginação é preenchido por tecido mole semelhante ao folículo dentário (ou seja, epitélio de esmalte reduzido com uma parede de tecido conjuntivo fibroso). Aquando da erupção, este tecido mole perde o seu fornecimento vascular e torna-se necrótico. Historicamente, o dens invaginatus coronal tem sido classificado em três tipos principais. Ocasionalmente, a invaginação pode ser bastante grande e assemelhar-se a um dente dentro de um dente; daí o termo dens in dente. Noutros casos, a invaginação pode ser dilatada e perturbar a formação do dente, resultando no desenvolvimento anómalo do dente, denominado odontoma dilatado. O envolvimento pode ser singular, múltiplo ou bilateral.

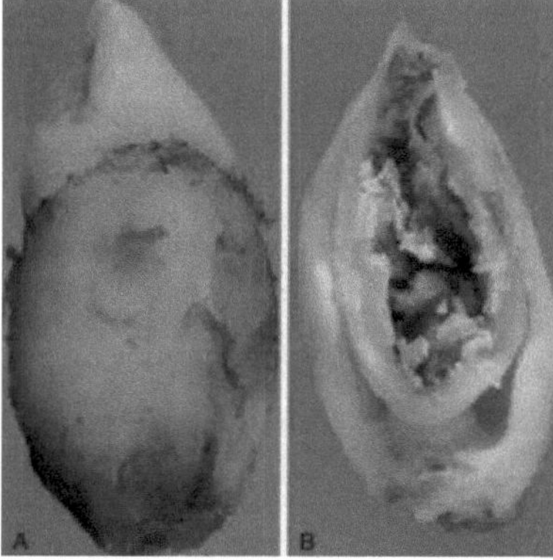

Fig 24: **Tipo de Dens Invaginatus Coronal II**. Fotografia macroscópica de um dente seccionado.

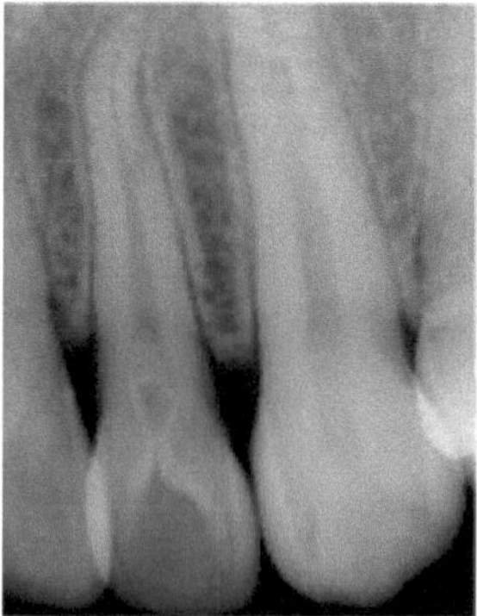

Fig. 25: **Vista radiográfica de Dens Coronal ivaginatus Tipo II**. Incisivo lateral maxilar exibindo vaginação da superfície do esmalte que se estende abaixo da junção cemento-esmalte

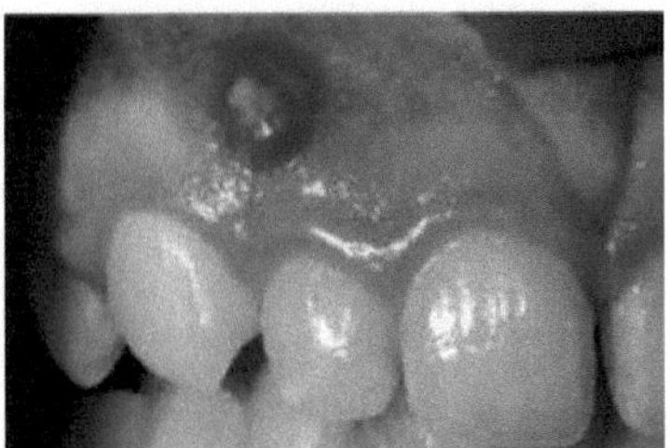

Fig 26: **Dens Invaginatus coronal Tipo III**. Parulis sobrepondo cúspide maxilar vital e incisivo lateral. O canino continha um dens invaginatus que perfurava a superfície mesial da sua raiz.

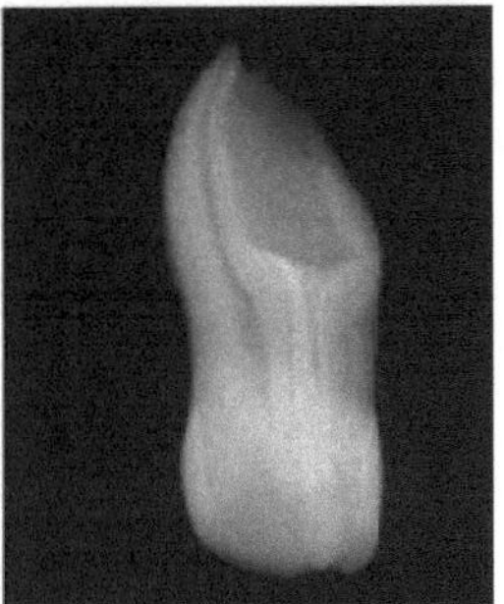

Fig. 27: **Vista radiográfica de Dentes Coronais Invaginatus Tipo III**. Cúspide maxilar exibindo uma invaginação do esmalte que é paralela ao canal pulpar e perfura a superfície lateral da raiz.

O dens invaginatus radicular é raro e pensa-se que surge secundariamente a uma proliferação da bainha radicular de Hertwig, com a formação de uma faixa de esmalte que se estende ao longo da superfície da raiz. Este padrão de deposição de esmalte é semelhante ao frequentemente observado em associação com pérolas de esmalte radiculares. Em vez de sobressair da superfície (como se vê numa pérola de esmalte), o esmalte alterado forma uma invaginação superficial na papila dentária. Foram relatadas invaginações da raiz revestidas por cimento, mas estas representam uma simples variação da morfologia da raiz e não devem ser incluídas no termo dens invaginatus radicular. Radiograficamente, o dente afetado demonstra um alargamento da raiz. Um exame minucioso revela frequentemente uma invaginação dilatada revestida por esmalte, com a abertura da invaginação situada ao longo do aspeto lateral da raiz.[4]

Fig 28: Dens invaginatus radicular.

O termo "dens in dente", originalmente aplicado a uma invaginação severa que dava a aparência de um dente dentro de um dente, é na verdade um termo incorreto, mas continuou a ser usado. Na forma ligeira, existe uma invaginação profunda na área da fossa lingual, que pode não ser evidente clinicamente. Radiograficamente, é reconhecida como uma invaginação em forma de pera do esmalte e da dentina, com uma estreita constrição na abertura na superfície do dente e aproximando-se da polpa na sua profundidade. Os restos de comida podem acumular-se nesta área, resultando em cáries e infeção da polpa, por vezes mesmo antes de o dente ter erupcionado completamente. As formas mais graves de "dens in dente" podem exibir uma invaginação que se estende quase até ao ápice da raiz, e estas apresentam uma imagem radiográfica bizarra, reflectindo uma perturbação grave na estrutura anatómica e morfológica normal dos dentes. É importante perceber que esta condição, particularmente na sua forma ligeira, é bastante comum. As formas mais graves, no entanto, são muito menos comuns.[5]

TRATAMENTO

Em pequenas invaginações do tipo I, a abertura da invaginação deve ser restaurada após a erupção, numa tentativa de evitar o envolvimento carioso e a subsequente inflamação pulpar. Se a invaginação não for detectada rapidamente, frequentemente ocorre necrose pulpar. No caso de invaginações maiores, o conteúdo do lúmen e qualquer dentina cariada devem ser removidos; de seguida, pode ser colocada uma base de hidróxido de cálcio para ajudar a tratar quaisquer possíveis microcomunicações com a polpa adjacente. Em casos com comunicação pulpar óbvia ou sinais de patose pulpar, tanto a invaginação quanto o canal pulpar adjacente requerem terapia endodôntica. Em dentes com ápices abertos, a apexificação com hidróxido de cálcio ou agregado de trióxido mineral é frequentemente bem sucedida, seguida de obturação final.

As invaginações do tipo III associadas a lesões inflamatórias perirradiculares requerem um tratamento endodôntico da invaginação perfurante. Mais uma vez, antes da obturação final com guta-percha, a colocação temporária de hidróxido de cálcio ajuda a construir pontes dentinárias e a manter a vitalidade da polpa adjacente. Se a vitalidade for perdida, a terapia endodôntica do canal radicular paralelo também se torna necessária. Alguns casos não respondem à terapia endodôntica conservadora e requerem cirurgia periapical e retropreenchimento. As invaginações grandes e extremamente dilatadas têm frequentemente coroas anormais e precisam de ser extraídas.

Se a invaginação não alterar significativamente a aparência morfológica do dente, então as complicações do dens invaginatus radicular são raras, a menos que a abertura radicular seja exposta à cavidade oral. Após a exposição, o envolvimento carioso frequentemente leva à necrose pulpar. As aberturas próximas ao colo anatómico do dente devem ser expostas e restauradas para minimizar os danos ao dente e às estruturas circundantes.[4]

6. DENS EVAGINATUS (PRÉ-MOLAR OCLUSAL TUBERCULADO, PRÉ-MOLAR DE LEONG, ODONTOMA EVAGINADO, PÉROLA DE ESMALTE OCLUSAL)

INTRODUÇÃO

Dens evaginatus (DE) é uma aberração no desenvolvimento de um dente que resulta na formação de uma cúspide acessória cuja morfologia tem sido descrita como um tubérculo anormal, elevação, protuberância, excrescência, extrusão ou protuberância. Essa anomalia incomum projeta-se acima da superfície dentária adjacente, exibindo esmalte cobrindo um núcleo dentinário que geralmente contém tecido pulpar que, ocasionalmente, pode ter um corno pulpar delgado que se estende por várias distâncias até o comprimento total do núcleo dentinário do tubérculo. A presença de polpa no interior do tubérculo em forma de cúspide tem grande significado clínico e distingue a anomalia das cúspides suplementares, como a cúspide de Carabelli, que não contém polpa.[61] A protuberância é coberta por uma fina camada de esmalte, com dentina subjacente, que normalmente tem uma fina extensão pulpar que está ligada à câmara pulpar principal. O tubérculo oclusal é frequentemente suficientemente grande para causar interferência oclusal e, por isso, fracturase ou desgasta-se facilmente, causando envolvimento pulpar num dente não cariado.[62]

AETIOLOGIA

Pensa-se que a patogénese da lesão seja a proliferação e evaginação de uma área do epitélio interno do esmalte e do mesênquima odontogénico subjacente para o órgão dentário durante o desenvolvimento precoce do dente. Assim, tem sido considerado como a antítese do mecanismo de desenvolvimento do dens invaginatus.[5] Para estabelecer uma proposta de etiologia embriológica para esta entidade incomum, é importante rever os trabalhos mais recentes sobre a citodiferenciação e morfogénese dentária durante o desenvolvimento do dente. Evidências embriológicas atuais indicam que a morfogênese do dente é caracterizada por centros de sinalização transitórios no epitélio, consistindo de aglomerados de células epiteliais que correspondem à iniciação de cúspides individuais. Estes centros de sinalização de células epiteliais transitórias não proliferativas, os nós do esmalte primário e secundário, têm uma função reguladora e estão rodeados por epitélio fortemente proliferativo e mesênquima subjacente.[61]

CARACTERÍSTICAS CLÍNICAS

Os tubérculos DE dos dentes posteriores têm, em média, 2,0 mm de largura e até 3,5 mm de comprimento, e até 3,5 mm de largura e 6,0 mm de comprimento nos dentes anteriores. Para além do tubérculo de tamanho e forma variáveis, semelhante a uma cúspide, dos dentes com DE, a restante parte da coroa tem uma anatomia normal. Esta é uma caraterística distintiva adicional da cúspide acessória de Carabelli, que quando presente, os dentes associados são frequentemente maiores do que o normal mesiodistalmente. No entanto, padrões radiculares anormais são frequentemente associados a dentes envolvidos com DE. Schulge (1987) distingue os seguintes cinco tipos de DE para dentes posteriores, de acordo com a localização do tubérculo.

1. Um alargamento em forma de cone da cúspide lingual.
2. Um tubérculo no plano inclinado da cúspide lingual.
3. Um alargamento em forma de cone da cúspide vestibular.
4. Um tubérculo no plano inclinado da cúspide vestibular.
5. Um tubérculo que surge da superfície oclusal obliterando o sulco central.

Assim, Lau classificou ainda cada tipo de tubérculo com base em quatro formas anatómicas: liso, estriado, em socalcos e estriado.

Por fim, Oehlers identificou a evaginação de acordo com o conteúdo pulpar no interior do tubérculo, examinando o aspeto histológico da polpa através de secções seriadas descalcificadas de dentes extraídos com DE. Estas categorias estão listadas a seguir, juntamente com a sua percentagem de ocorrência:

1. Chifres de polpa larga (34%)
2. Chifres de polpa estreita (22%)
3. Chifres da polpa constritos (14%)
4. Restos de cornos pulpares isolados (20%)
5. Sem corno pulpar (10%)[61]

O Dens evaginatus ocorre tipicamente em dentes pré-molares, é geralmente bilateral e apresenta uma predominância mandibular acentuada. Os molares decíduos são afectados com pouca frequência. A cúspide acessória é normalmente constituída por esmalte e dentina, estando a polpa presente em cerca de metade dos casos. Embora a prevalência seja variável, a maioria das revisões sugere uma frequência entre 1% e 4%.[4]

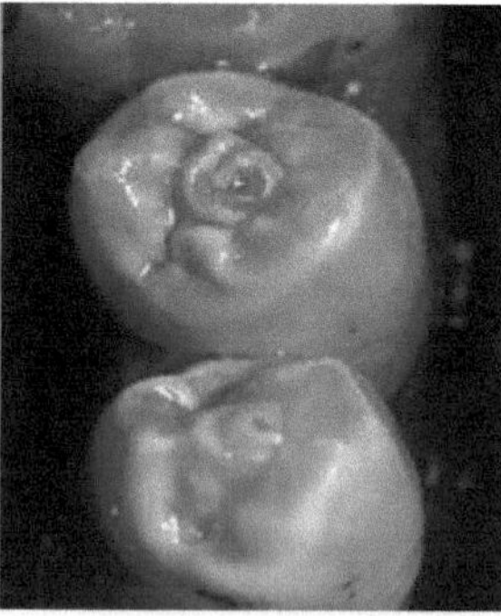

Fig. 29: Pérola de esmalte oclusal nos pré-molares

Radiograficamente, a superfície oclusal apresenta um aspeto tuberculado e, frequentemente, observa-se uma extensão pulpar na cúspide.

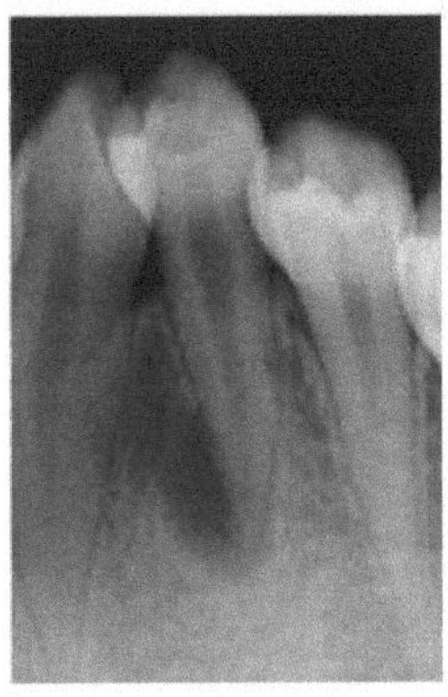

Fig. 30: **RADIOGRAFIA DO DENS EVAGINATUS**. Notar a anatomia oclusal tuberculada

A cúspide acessória cria frequentemente interferências oclusais que estão associadas a problemas clínicos significativos. Num grande estudo, mais de 80% dos tubérculos estavam desgastados ou fracturados, com patose pulpar observada em mais de 25% dos doentes. A necrose pulpar é comum e pode ocorrer através de uma exposição direta ou invasão de túbulos dentinários imaturos e patentes. Além do desgaste anormal e da patose pulpar, a cúspide acessória também pode resultar em dilaceração, deslocamento, inclinação ou rotação do dente. Frequentemente, o dens evaginatus é visto em associação com outra variação da anatomia coronal, **os incisivos em forma de pá**. Essa alteração também ocorre predominantemente em asiáticos, com uma prevalência de aproximadamente 15% em brancos, mas perto de 100% em nativos americanos e inuítes. Os incisivos afectados apresentam margens laterais proeminentes, criando uma superfície lingual oca que se assemelha a uma pá. Tipicamente, as cristas marginais espessadas convergem para o cíngulo; não é raro encontrar uma fossa profunda, fissura ou dens invaginatus nesta junção. Os incisivos laterais e centrais do maxilar são os mais frequentemente afectados, sendo os incisivos mandibulares e os caninos menos frequentemente relatados.[4]

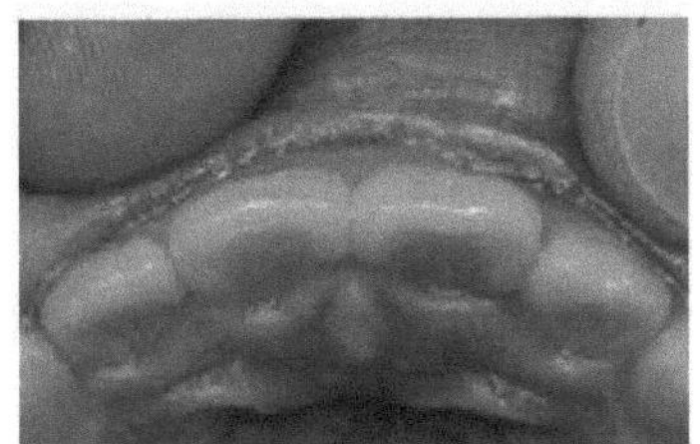

Fig. 31: Incisivos em forma de pá.

TRATAMENTO

O dens evaginatus resulta tipicamente em problemas oclusais e conduz frequentemente à morte da polpa.[4]

É importante que o clínico seja capaz de reconhecer e tratar a entidade logo após a erupção dos dentes afectados na cavidade oral para evitar condições patológicas.

Tipo I: Polpa normal, ápice maduro

Tipo II: Polpa normal, ápice imaturo

Tipo III: Polpa inflamada, ápice maduro

Tipo IV: Polpa inflamada, ápice imaturo

Tipo V: Polpa necrótica, ápice maduro

Tipo VI: Polpa necrótica, ápice imaturo

Os dentes que apresentam uma polpa normal e um ápice maduro **(tipo I)** devem ter a superfície oclusiva oposta reduzida para eliminar a oclusão traumática com o tubérculo, seguida de uma aplicação de flúor tópico para aumentar a resistência da hidroxiapatita do esmalte à degradação ácida. De seguida, é aplicada uma camada progressiva de uma resina fotopolimerizável fluida e gravada com ácido (AEFLCR) no tubérculo e na superfície circundante. Aconselha-se a reavaliação a intervalos de 6 meses para verificar a oclusão e efetuar quaisquer ajustes necessários, bem como para avaliar a necessidade de resina adicional. Sugere-se uma reavaliação radiográfica anual para avaliar o progresso da recessão pulpar. Quando a recessão pulpar é considerada adequada, o tubérculo deve ser reduzido ao nível do plano oclusal normal do dente. Qualquer dentina exposta deve ser protegida com uma aplicação de resina fotopolimerizável micro-híbrida condicionada por ácido.

Quando um dente tem uma polpa normal e um ápice imaturo **(tipo II)**, o tratamento do dente deve proceder como descrito no tipo I, exceto que os intervalos de reavaliação devem ser a cada 3 a 4 meses. É necessário monitorizar mais frequentemente a oclusão dos dentes em erupção, bem como assegurar que o desenvolvimento radicular está a progredir normalmente. Isso deve continuar até que o dente tenha um ápice maduro.

Se o traumatismo do tubérculo resultar numa exposição pulpar de um dente com um ápice maduro, a invasão bacteriana resultará numa polpa inflamada **(tipo III)** e, normalmente, desenvolverá sintomas de pulpite irreversível. Uma vez confirmado o diagnóstico, deve ser efectuada uma terapia convencional do canal radicular, seguida da colocação de uma restauração final adequada.

A complexidade do tratamento aumenta quando a inflamação da polpa se desenvolve devido à contaminação da cavidade oral quando o dente tem um ápice imaturo **(tipo IV)**. Nestes casos, deve ser efectuada uma pulpotomia superficial utilizando uma camada de agregado de trióxido mineral (MTA) (ProRoot, Dentsply Tulsa Dental, Tulsa, OK) aplicada à superfície pulpar exposta (técnica de Cvek modificada).

Quando a polpa de um dente com uma raiz madura se torna necrótica **(tipo V)**, com ou sem um componente periapical, está indicada a terapia convencional do canal radicular seguida de uma restauração definitiva.

Se um dente com ápice radicular do tipo "blunderbuss" se tornar necrótico **(tipo VI)**, com ou sem componente periapical, a terapia endodôntica é necessária; e a criação de uma barreira radicular deve ser considerada. Durante a instrumentação mecânica do grande canal, sugere-se a utilização de um dispositivo ultrassónico piezoelétrico para aumentar a eficácia das soluções de irrigação intracanal utilizadas para minimizar os níveis bacterianos (por exemplo, NaOCl a 2,5%, clorexidina a 2%, solução salina estéril a 0,9%, água ozonizada), resultando numa melhor penetração dos agentes antimicrobianos nos túbulos dentinários. Após a secagem do canal, aconselha-se um enxaguamento final com clorexidina a 2% combinado com a colocação subsequente de uma pasta de CaOH2 como medicamento inter-pontas para um maior espetro de atividade antimicrobiana.[61]

7. PÉROLA DE ENAMEL

INTRODUÇÃO

As pérolas de esmalte são anomalias de desenvolvimento do esmalte descritas por Linderer em 1841 como uma "cabeça de alfinete", uma vez que os depósitos de esmalte se encontram principalmente nas áreas de bifurcação da superfície da raiz, perto da junção cemento-esmalte (JCE), e também têm vários nomes, como enameloma, glóbulos de esmalte ou gotículas de esmalte.[63] Trata-se de estruturas hemisféricas que podem consistir inteiramente em esmalte ou conter dentina subjacente e tecido pulpar. A maior parte das pérolas de esmalte projecta-se a partir da superfície da raiz e pensa-se que resultam de um abaulamento localizado da camada odontoblástica.

Para além das pérolas de esmalte, as extensões cervicais de esmalte também ocorrem ao longo da superfície das raízes dentárias. Essas extensões representam um mergulho do esmalte a partir da junção cemento-esmalte em direção à bifurcação dos dentes molares. Esse padrão de esmalte ectópico forma uma extensão triangular do esmalte coronal que se desenvolve na superfície vestibular dos dentes molares, diretamente sobre a bifurcação. A base do triângulo é contínua com a porção inferior do esmalte coronal; o ponto principal do triângulo estende-se diretamente para a bifurcação do dente. Estas áreas de esmalte ectópico têm sido chamadas de projecções cervicais de esmalte, mas esta terminologia é confusa porque não se observam projecções exofíticas significativas.[4]

CLASSIFICAÇÃO

As pérolas de esmalte são descritas em três tipos[63,64]

A] as verdadeiras pérolas de esmalte, que são compostas unicamente por esmalte

B] pérolas de esmalte compósito, que contêm um núcleo de dentina tubular;

C] pérolas pulpares de esmalte e dentina, que contêm um corno pulpar que pode ser uma extensão da câmara pulpar ou do canal radicular.[63]

AETIOLOGIA

A origem da pérola de esmalte ainda não é clara, e as teorias mais aceites para a sua etiologia são uma atividade localizada de desenvolvimento da bainha epitelial radicular de Hertwig (HERS) remanescente que está aderente à superfície da raiz durante o desenvolvimento da raiz. Após a formação da raiz, a HERS acaba por se fragmentar em restos de células epiteliais de Malassez (ERMs), sugerindo que as ERMs poderiam diferenciar-se em células semelhantes a ameloblastos, produzindo depósitos de matriz orgânica de esmalte na raiz. A capacidade dessas células semelhantes a ameloblastos produtoras de esmalte pode sugerir o seu envolvimento no mecanismo de formação de pérolas de esmalte. O esmalte é o tecido mais duro do corpo dos vertebrados, mas a sua capacidade de regeneração é limitada devido à apoptose celular após a maturação do tecido, pelo que a presença das pérolas de esmalte se separa do órgão de esmalte desenvolvido. Uma vez que a pérola de esmalte está a ser nucleada na ausência de mesênquima subjacente, este fenómeno prova diretamente que nem o colagénio da dentina nem um substrato mineral para o crescimento epitaxial são necessários para formar o complexo tecido mineralizado do esmalte.[63,64] A investigação de Zhan Huang et.al. conclui que a pérola é um nódulo de esmalte regenerado, organizado por células ameloblásticas polarizadas que rodeiam o local de injeção do péptido anfifílico (Pas). Estas células são suficientemente diferenciadas para segregar proteínas da matriz do esmalte a partir do seu pólo apical para o espaço da matriz extracelular, formando uma pérola de esmalte ectópico regenerado, e as células que contribuem para a formação das pérolas provêm muito provavelmente das células do órgão do esmalte. Ainda não se compreende quais são as condições necessárias para que esta diferenciação dos ameloblastos possa ocorrer numa localização ectópica.[63]

CARACTERÍSTICAS CLÍNICAS E RADIOGRÁFICAS

Apresenta-se como uma estrutura branco-amarelada, esférica ou globular, aderente à zona de furca da superfície radicular. O seu diâmetro varia entre 1 mm e 3 mm. A prevalência de pérolas de esmalte tem sido relatada de 1 % a 15

%. São mais comuns nas raízes dos molares superiores, especialmente no terceiro molar, seguidas pelas raízes dos molares inferiores.[5] Turner relatou uma incidência de 0,2% para molares superiores e 0,03% para molares inferiores.[65] No entanto, elas também ocorrem em dentes com uma única raiz. Na maioria das vezes, a pérola de esmalte é assintomática e não é visível clinicamente, mas em algumas ocasiões pode produzir destruição periodontal localizada em molares. Se tiver volume e tamanho suficientes, pode tornar a gengiva sobrejacente suscetível a lesões físicas provocadas pela escovagem dos dentes ou pela mastigação. O envolvimento de dentes decíduos pode causar um atraso na esfoliação, porque a reabsorção do esmalte é um processo mais lento.[5] Na maioria dos casos, é encontrada uma pérola, mas foram documentadas até quatro pérolas num único dente. A maioria ocorre nas raízes, na área da furca ou perto da junção cemento-esmalte.

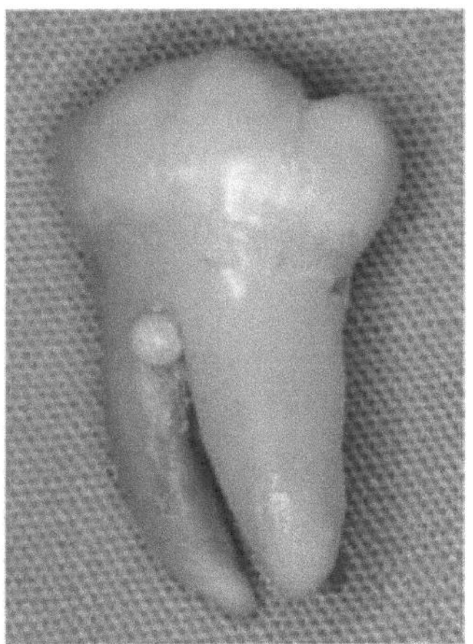

Fig. 32: Pérola de esmalte na área de furca do dente molar

Radiograficamente, as pérolas aparecem como nódulos radiopacos bem definidos ao longo da superfície da raiz e podem ser facilmente discernidas durante a TC volumétrica. As pérolas maduras do esmalte interno aparecem como áreas circulares bem definidas de radiodensidade, estendendo-se desde a junção dentino-esmalte (DEJ) até à dentina coronal subjacente.

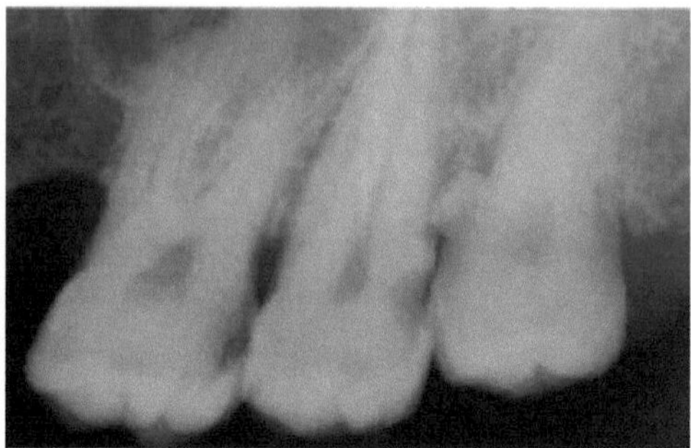

Fig. 33: Vista radiográfica da pérola de esmalte

A superfície do esmalte das pérolas impede a ligação periodontal normal com o tecido conjuntivo, existindo provavelmente uma junção hemidesmossómica. Esta junção é menos resistente à rutura; uma vez que a separação ocorre, é provável que ocorra uma rápida perda de ligação. Além disso, a natureza exofítica da pérola favorece a retenção da placa bacteriana e uma limpeza inadequada.[4]

Extensões de esmalte cervicais

As extensões cervicais de esmalte estão localizadas na superfície vestibular da raiz sobre a bifurcação. Os molares mandibulares são afectados com uma frequência ligeiramente superior à dos molares maxilares. Em revisões de dentes extraídos nas 48 regiões inferiores dos Estados Unidos, a prevalência é surpreendentemente elevada, com aproximadamente 20% dos molares afectados. Estudos semelhantes demonstram uma prevalência ainda maior noutros locais, como o Japão, a China e o Alasca, com extensões de esmalte cervical descobertas em 50% a 78% dos molares extraídos. As extensões cervicais de esmalte podem ocorrer em qualquer molar, mas são observadas com menos frequência nos terceiros molares. Uma vez que o tecido conjuntivo não se pode ligar ao esmalte, estas extensões têm sido correlacionadas positivamente com a perda localizada de ligação periodontal com envolvimento da furca. Na revisão de um grande número de dentições com envolvimento de furca periodontal, foi encontrada uma frequência significativamente maior de extensões cervicais de esmalte em comparação com dentições sem envolvimento de furca. Além disso, quanto maior o grau de extensão cervical, maior a frequência de envolvimento de furca. Para além do envolvimento da furca periodontal, as extensões cervicais do esmalte (em alguns casos) têm sido associadas ao desenvolvimento de quistos inflamatórios que são histopatologicamente idênticos aos quistos periapicais inflamatórios. Os cistos se desenvolvem ao longo da superfície vestibular sobre a bifurcação e são mais apropriadamente chamados de cistos da bifurcação vestibular. A associação entre extensões cervicais de esmalte e este quisto inflamatório único é controversa.[4]

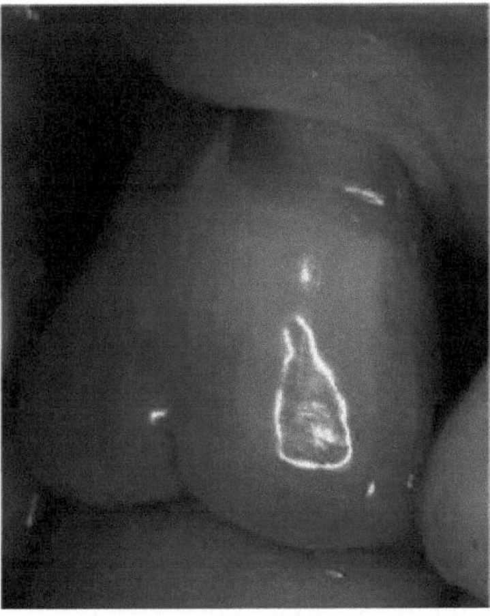

Fig. 34: **Extensões cervicais de esmalte** - Extensões planas de esmalte em forma de V na bifurcação de um molar superior.

TRATAMENTO

Quando as pérolas de esmalte são detectadas radiograficamente, a maioria são achados incidentais que não requerem tratamento. Apesar disso, a área deve ser vista como um ponto fraco da ligação periodontal. Deve ser mantida uma higiene oral meticulosa num esforço para evitar a perda localizada de suporte periodontal e a exposição da massa de esmalte. Se uma pérola de esmalte ficar exposta e a remoção for considerada, o clínico deve lembrar-se que a lesão contém ocasionalmente tecido pulpar vital.

Para os dentes com extensões cervicais de esmalte e envolvimento da furca periodontal associada, a terapia é direcionada para a obtenção de uma fixação mais duradoura e para o acesso à área para uma limpeza adequada. Os relatórios sugerem que o achatamento ou a remoção do esmalte em combinação com um novo procedimento de fixação excisional e a plastia da furca podem atingir este objetivo.[4]

8. TAURODONTISMO

INTRODUÇÃO

O termo "taurodontismo" foi criado por Sir Arthur Keith em 1913 para descrever uma anomalia dentária peculiar em que o corpo do dente é alargado à custa das raízes. O termo significa dentes "tipo touro" e o seu uso deriva da semelhança destes dentes com os de animais ungulados ou ruminantes.[5] O taurodontismo é uma alteração morfo-anatómica na forma do dente em que as raízes são reduzidas em tamanho e o corpo do dente é aumentado. É reconhecida como uma variante clínica há quase um século. Foi encontrada na dentição de raças modernas. Caracteriza-se pelo aumento da câmara pulpar, que pode aproximar-se do ápice da raiz, com o corpo do dente aumentado à custa das raízes e das áreas de furca deslocadas apicalmente. A bifurcação pode estar apenas alguns milímetros acima dos ápices das raízes.

Witkop definiu taurodontismo como "dentes com câmaras pulpares grandes em que a bifurcação ou trifurcação está deslocada apicalmente e, portanto, a câmara tem maior altura apico-oclusal do que em dentes normais e carece de constrição ao nível da junção cemento-esmalte (JCE). A distância da trifurcação ou bifurcação da raiz à JCE é maior do que a distância ocluso-cervical."[66]

CLASSIFICAÇÃO

Em 1928, Shaw classificou pela primeira vez esta condição em ligeira (hipotaurodontismo), moderada (mesotaurodontismo) e grave (hipertaurodontismo), com base na deslocação relativa do pavimento da câmara pulpar, para definir com maior exatidão a que esta condição se manifesta.

O hipotaurodontismo é a forma menos pronunciada, na qual a câmara pulpar é alargada;

O mesotaurodontismo é a forma moderada, na qual as raízes dos dentes estão divididas apenas no terço médio; e

O hipertaurodontismo é a forma mais grave, na qual a bifurcação ou trifurcação ocorre perto dos ápices radiculares.[66]

Mais tarde, Feichfnger e Rossiwall (1977) confirmaram claramente que, para um dente ser classificado como taurodôntico, a distância da bifurcação ou trifurcação da raiz até a junção cemento-esmalte (JCE) deve ser maior que a altura ocluso-cervical.

Atualmente, existem vários sistemas de classificação para confirmar o estatuto do taurodontismo, mas uma nova classificação, introduzida por Shifman e Chanannel (1978), é o sistema mais utilizado até à data.

Ponto A: ponto mais baixo na extremidade oclusal da câmara pulpar

Ponto B: ponto mais alto na extremidade apical da câmara

(distância de A a B)/ (distância de A ao ápice da raiz mais longa) > 0,2 Distância de B à JCE > 2,5 mm. Hipo-T: 20-20,9%, Meso-T: 3039,9%, Hiper-T: 40-75%.[67]

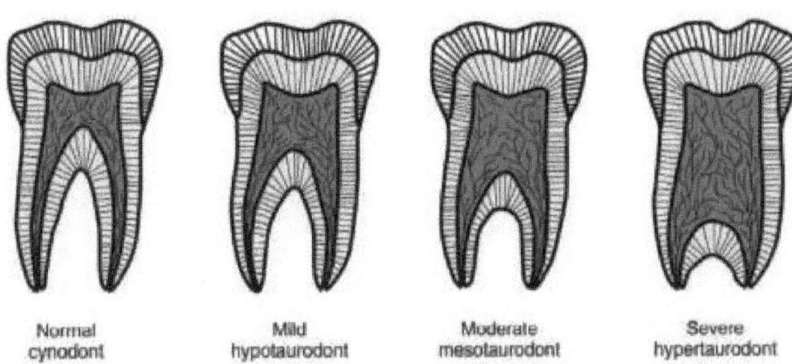

Fig. 35: Classificação do Taurodontismo de acordo com o grau de deslocamento apical do assoalho pulpar

AETIOLOGIA

Foi sugerida uma variedade de possíveis causas de taurodontismo, que incluem:
(1) um carácter especializado ou retrógrado,
(2) um padrão primitivo,
(3) um traço recessivo mendeliano,
(4) uma caraterística atávica e
(5) uma mutação resultante da deficiência odontoblástica durante a dentinogénese das raízes.[5]

As teorias sobre a etiologia do taurodontismo têm sido diversas e são geralmente atribuídas à falha de invaginação da bainha epitelial da raiz suficientemente cedo para formar o cinodonte. Esta alteração na bainha epitelial da raiz de Hertwig envolve a falha do diafragma epitelial em formar uma ponte antes da deposição de dentina, resultando em grandes câmaras pulpares.[66] Alguns autores também apoiaram a teoria da perturbação da homeostase do desenvolvimento que resulta no taurodontismo.

O taurodontismo ocorre maioritariamente como uma anomalia isolada, mas alguns síndromes de desenvolvimento e anomalias como a Amelogénese imperfeita (AI),
Síndrome de Down,
Displasia ectodérmica,
Síndrome de Klinefelter,
Síndrome tricodento-ósseo,
Síndrome de Mohr,
Síndrome de Wolf Hirschhorn e
O síndroma de Lowe demonstrou a sua associação com o mesmo.

Nalgumas síndromes raras, como a síndrome de Williams, a síndrome de McCune-Albright, a síndrome de Smith-Magenis e a síndrome de Van der Woude, também foi encontrado taurodontismo.[67]

CARACTERÍSTICAS CLÍNICAS E RADIOGRÁFICAS

O taurodontismo pode afetar tanto a dentição decídua como a permanente, embora o envolvimento dos dentes permanentes seja mais comum. Os dentes envolvidos são quase invariavelmente molares, por vezes apenas um único dente, noutras vezes vários molares no mesmo quadrante. A condição pode ser unilateral ou bilateral ou pode apresentar qualquer combinação de envolvimento de quadrantes. Os dentes em si não apresentam caraterísticas clínicas morfológicas notáveis ou invulgares.[5]

Existe uma câmara pulpar alongada e alargada com uma altura ocluso-cervical maior do que o normal, o que resulta na sua extensão apical abaixo da JCE.[67,68] Também gera uma forma retangular do dente, uma vez que a constrição da JCE é menos marcada do que a do dente normal. Além disso, a bifurcação ou trifurcação dos molares é deslocada apicalmente, resultando em raízes mais curtas do que o normal, enquanto aumenta o corpo do dente. Clinicamente, um taurodonte parece um dente normal. Uma vez que o corpo e as raízes de um dente taurodont se encontram abaixo da margem alveolar, é muito difícil reconhecê-lo clinicamente. Portanto, o taurodontismo é normalmente distinguido a partir de diagnósticos bem desenvolvidos e/ou radiografias digitais.[67]

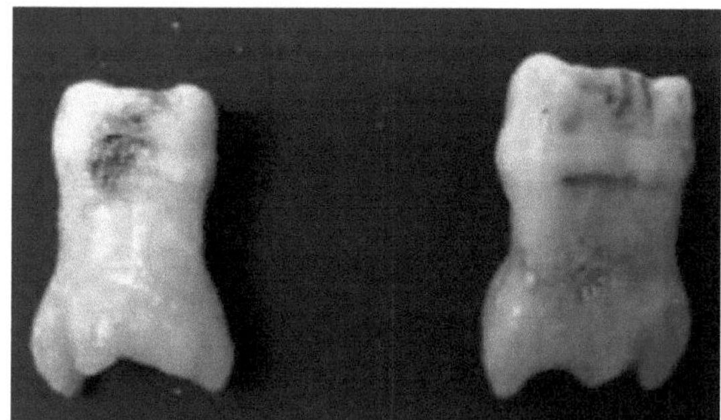

Fig. 36: Imagem mostrando os dentes de Taurodont

Do ponto de vista das investigações forenses, o taurodontismo é uma caraterística dentária valiosa para a identificação humana. Na Ciência Forense, a identificação positiva de um indivíduo é conseguida através da análise das caraterísticas dentárias em registos ante-mortem e post-mortem, considerando a combinação de caraterísticas únicas. Este processo é facilitado pela presença de variações pouco frequentes na população, que servem como caraterísticas individualizadoras. Nesse contexto, o taurodontismo é uma anomalia dentária com potencial relevante para a identificação humana, não só pelo seu aspeto morfológico, mas também pela sua frequência relativamente baixa em algumas populações. Sua relevância é ainda maior quando associada a parâmetros como presença/ausência de síndrome, tipo de taurodontismo (hipo, meso ou hipertaurodontismo) e dente afetado.[69]

A natureza invulgar desta condição é melhor visualizada na radiografia. Os dentes envolvidos tendem frequentemente a ter uma forma retangular em vez de afunilarem em direção às raízes. A câmara pulpar é extremamente grande, com uma altura apico-oclusal muito maior do que o normal. Além disso, a polpa não possui a constrição usual na cervical do dente e as raízes são extremamente curtas.

A bifurcação ou trifurcação pode estar apenas a alguns milímetros acima dos ápices das raízes. Esta imagem radiográfica é bastante marcante e caraterística.

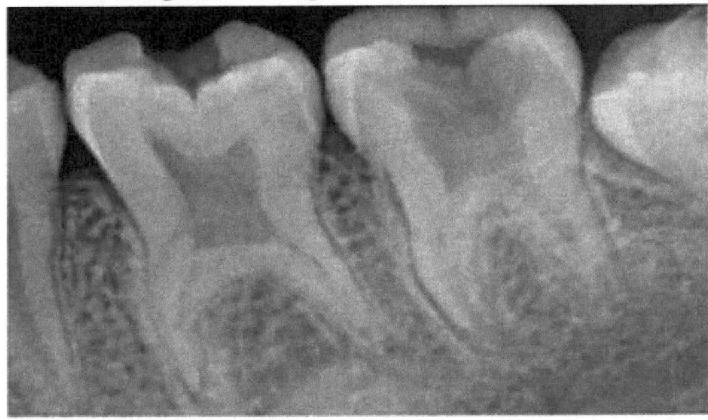

Fig. 37: Vista radiográfica de um dente Taurodont

TRATAMENTO

As implicações clínicas do taurodontismo aumentam potencialmente a possibilidade de exposição da polpa devido a cáries e procedimentos dentários. Pode complicar o planeamento do tratamento protético e/ou ortodôntico.[66] Os pacientes com taurodontismo não necessitam de terapia específica. A extensão coronal da polpa não é observada; portanto, o processo não interfere nos procedimentos restauradores de rotina.[4]

Do ponto de vista de um endodontista, o taurodontismo representa um desafio durante a negociação, instrumentação e obturação na terapia do canal radicular. Devido à complexidade da anatomia do canal radicular e à proximidade dos orifícios vestibulares, a obturação completa do sistema de canais radiculares em dentes com taurodontismo é um desafio. Foi proposta uma técnica de obturação modificada, que consiste na combinação da compactação lateral na região apical com a compactação vertical da câmara pulpar alongada.

Para o tratamento protético de um dente taurodont, tem sido recomendado que a colocação de pilares seja evitada para a reconstrução do dente. Devido à menor área de superfície do dente estar embutida no alvéolo, um dente taurodont pode não ter tanta estabilidade quanto um cinodonte quando usado como pilar para fins protéticos ou ortodônticos. A falta de uma constrição cervical privaria o

dente do efeito de reforço contra a carga excessiva da coroa.
A extração de um dente taurodont é normalmente complicada devido ao deslocamento da furca para o terço apical. Em contraste, também foi levantada a hipótese de que o corpo grande com pouca área de superfície de um dente taurodont está embutido no alvéolo. Esta caraterística tornaria a extração menos difícil, desde que as raízes não fossem muito divergentes. É relatado que a extração desses dentes pode não ser um problema, a menos que as raízes não sejam muito divergentes. No entanto, alguns autores acreditam que os hipertaurodontes podem apresentar algum problema.
Do ponto de vista periodontal, os dentes taurodontes podem, em casos específicos, oferecer um prognóstico favorável. Quando ocorre bolsa periodontal ou recessão gengival, as hipóteses de envolvimento da furca são consideravelmente menores do que nos dentes normais, porque os dentes taurodontes têm de demonstrar uma destruição periodontal significativa antes de ocorrer o envolvimento da furca.
É muito importante que um dentista esteja familiarizado com o taurodontismo, não só no que diz respeito às complicações clínicas, mas também à sua gestão. O taurodontismo também fornece uma pista valiosa na deteção da sua associação com muitas síndromes e outras condições sistémicas.[66]

9. DILACERAÇÃO

INTRODUÇÃO

O termo dilaceração foi cunhado pela primeira vez em 1848 por Tomes, que definiu o fenómeno como a separação forçada da capa de dentina desenvolvida da polpa, na qual o desenvolvimento da dentina ainda está a progredir. Mais tarde, foi definido como uma angulação ou desvio ou curva acentuada na relação linear da coroa de um dente com a sua raiz. De acordo com o glossário de termos dentários, a dilaceração é definida como a deformidade de um dente devido a uma perturbação entre as porções não mineralizadas e mineralizadas do germe dentário em desenvolvimento.
Andreasen et al., em 1971, definiram dilaceração como o desvio abrupto do longo eixo da coroa ou da porção radicular do dente, que se deve a um deslocamento traumático não axial do tecido duro já formado em relação ao tecido mole em desenvolvimento.[70,71] O mesmo e outros autores distinguem a dilaceração da angulação, que é descrita como uma curvatura da raiz devido a uma mudança gradual na direção do desenvolvimento, quando não ocorreu um deslocamento abrupto do germe dentário durante a odontogénese.
Alguns autores consideram um dente dilacerado quando há uma inclinação mesial ou distal da raiz e o ângulo é igual ou superior a 90° em relação ao eixo do dente ou da raiz. Outros consideram um dente dilacerado quando o seu

desvio apical é igual ou superior a 20^0 em relação ao eixo normal do dente.[70]

AETIOLOGIA

A maioria das autoridades concorda que existem duas causas possíveis para a dilaceração. A causa mais amplamente aceite é o trauma mecânico no dente antecessor primário, que resulta na dilaceração do dente permanente sucessivo em desenvolvimento. A porção calcificada do germe do dente permanente é deslocada de tal forma que o restante do germe do dente permanente se forma em ângulo com ela. Embora a prevalência de lesões traumáticas na dentição decídua varie de 11% a 30%, a incidência de dentes permanentes dilacerados é muito baixa e desproporcional à alta prevalência de trauma. Assim, é pouco provável que as lesões traumáticas na dentição decídua sejam responsáveis por todos os casos de dilaceração e, em especial, dos próprios dentes decíduos. Um distúrbio idiopático do desenvolvimento é proposto como outra causa possível em casos que não têm evidência clara de lesão traumática.

Embora o dano frequentemente ocorra após a avulsão ou intrusão do antecessor primário sobrejacente, um evento que normalmente ocorre antes dos 4 anos de idade, alguns relatos têm questionado a etiologia da dilaceração e não apoiam a crença de que o trauma é o principal fator etiológico. Alguns pesquisadores apoiam esse ponto de vista porque a maioria dos dentes dilacerados é encontrada em dentes posteriores, e esses não são propensos a traumas diretos.

Outros possíveis fatores contribuintes que foram relatados incluem formação de cicatriz, anomalia de desenvolvimento do germe do dente primário, fissura facial, infecções avançadas do canal radicular, desenvolvimento ectópico do germe do dente e falta de espaço, o efeito de estruturas anatômicas (por exemplo, o osso cortical do seio maxilar, o canal mandibular ou a fossa nasal, que podem desviar o diafragma epitelial), a presença de um cisto, tumor ou hamartoma odontogênico adjacente (por exemplo, odontoma e dente supranumerário), intubação orotraqueal e laringoscopia, interferência mecânica na erupção (por exemplo, de um dente decíduo anquilosado que não reabsorve), transplante dentário, extração de dentes decíduos e fatores hereditários.[72]

CARACTERÍSTICAS CLÍNICAS E RADIOGRÁFICAS

Numa revisão de 1166 pacientes selecionados aleatoriamente, foram identificados 176 dentes dilacerados. Destes dentes, os mais frequentemente afectados foram os terceiros molares inferiores, seguidos dos segundos pré-molares superiores e dos segundos molares inferiores. Os incisivos superiores e inferiores foram os menos acometidos, representando aproximadamente 1% da série. Esse fato contrasta com outros autores que relataram uma alta frequência de dilaceração envolvendo dentes anteriores. Na realidade, os molares provavelmente apresentam a maior prevalência de dilaceração, mas não são destacados devido à ausência de problemas clínicos associados na maioria das vezes.

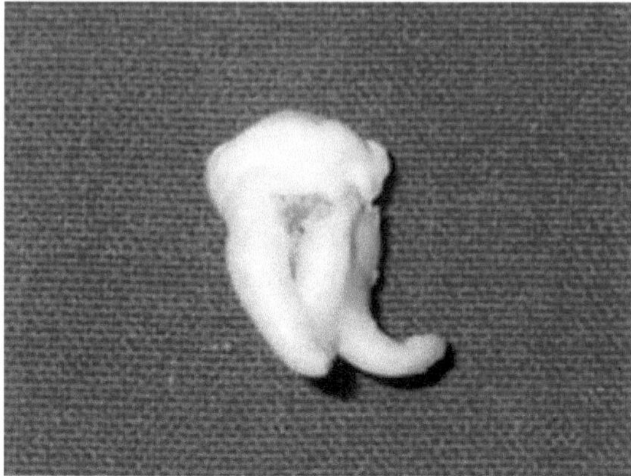

Fig. 38: Um dente terceiro molar inferior dilacerado

Ocasionalmente, é relatado o envolvimento dos dentes decíduos, e alguns têm sido associados a trauma prévio secundário à laringoscopia neonatal e intubação endotraqueal.

Várias publicações mencionaram uma prevalência aumentada associada a várias síndromes, incluindo a síndrome de Smith-Magenis, variantes da síndrome de Ehlers-Danlos, síndrome de Axenfeld-Rieger e ictiose congénita.

A curvatura pode ocorrer em qualquer parte do comprimento da coroa ou da raiz. Uma revisão afirma que a dilaceração ocorre mais frequentemente no terço apical de dentes anteriores ou pré-molares, enquanto o terço médio é mais comum em molares, e o terço cervical é envolvido mais frequentemente em terceiros molares.

Os incisivos centrais superiores são os dentes mais comuns a apresentarem dilacerações da coroa, seguidos pelos incisivos inferiores. A impacção do dente afetado ocorre em cerca de 50% dos casos.

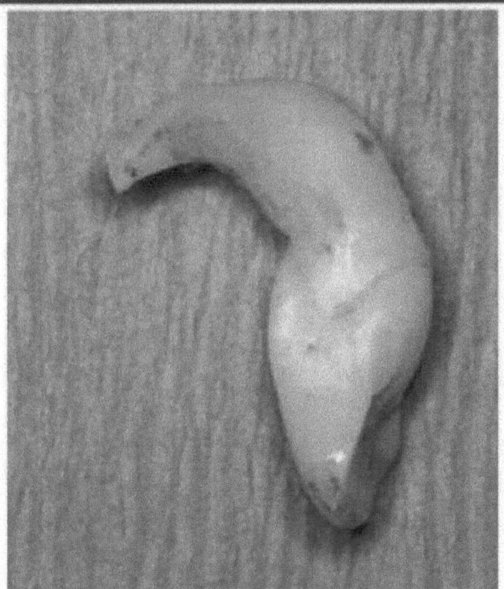

Fig. 39: Incisivo central maxilar dilacerado

A dilaceração geralmente é radiograficamente óbvia se a curvatura ocorrer na direção mesial ou distal. As raízes que se curvam facial ou lingualmente podem ser mais difíceis de detetar. Muitas vezes, a porção apical desses dentes demonstrará uma radiodensidade redonda aumentada com uma mancha escura radiolúcida central que se correlaciona com o canal radicular do dente curvado. A porção dilacerada da raiz muitas vezes pode demonstrar um halo radiolúcido que representa o ligamento periodontal associado.[4]

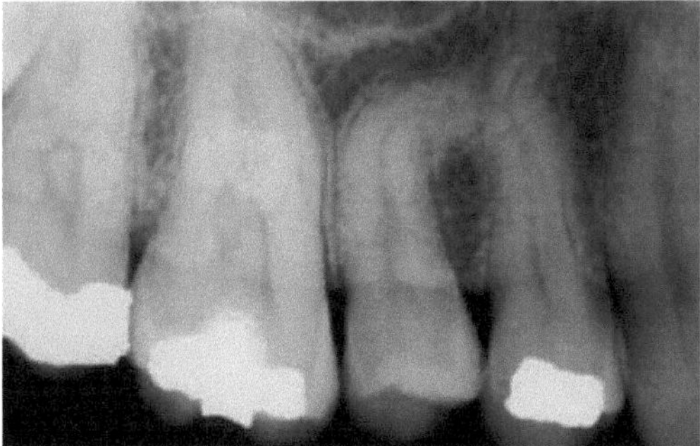

Fig. 40: Vista radiográfica do segundo cúspide maxilar dilacerado exibindo inclinação mesial da raiz

TRATAMENTO

O tratamento e o prognóstico variam de acordo com a gravidade da deformidade. Os dentes decíduos alterados geralmente apresentam reabsorção inadequada e resultam em atraso na erupção dos dentes permanentes. A extração é indicada quando necessária para a erupção normal dos dentes sucessores. Pacientes com pequena dilaceração dos dentes permanentes freqüentemente não necessitam de tratamento. Os dentes que apresentam erupção retardada ou anormal podem ser expostos e movidos ortodonticamente para a posição correta.

A possibilidade de o movimento ortodôntico de dentes severamente dilacerados provocar uma reabsorção radicular externa grave deve ser considerada durante o planeamento do tratamento. Em alguns casos com deformação extensa do dente afetado, pode ocorrer perfuração do rebordo alveolar vestibular pela raiz mal posicionada aquando do reposicionamento. Nesses casos, pode ser necessária a amputação do ápice da raiz com posterior terapia endodôntica. Os dentes grosseiramente deformados requerem remoção cirúrgica. A extração dos dentes afectados pode ser difícil e resultar em fratura da raiz aquando da remoção. Ao tentar realizar procedimentos endodônticos, o clínico deve ter muito cuidado para evitar a perfuração da raiz de dentes com dilaceração significativa. A dilaceração da raiz concentra a tensão se o dente afetado for utilizado como pilar de um aparelho protético dentário. Este aumento de tensão pode afetar a estabilidade e a longevidade do dente pilar. A união do dente dilacerado a um dente adjacente resulta num pilar multirradicular e resolve os problemas relacionados com o stress.[4]

PARTE 4

ALTERAÇÕES DE DESENVOLVIMENTO NA ESTRUTURA DOS DENTES

Os defeitos de mineralização dos tecidos duros dentários podem afetar a dentina e/ou o esmalte. As doenças com um número reduzido de dentes alterados, como a molar-incisivo-hipomineralização (MIH), têm uma prevalência que varia entre 2,8 e 25 %, dependendo do país e da região. A etiologia da HIM ainda não é clara, mas alguns diagnósticos específicos são muitas vezes evidentes, como a privação de oxigénio no nascimento ou durante o período pós-natal, a doença pulmonar obstrutiva crónica, a presença de dioxinas ou bifenilos policlorados (PCB) no leite materno e/ou doenças infecciosas durante a infância e a falta de fixação de minerais. Um achado caraterístico associado à HMI é a alteração do esmalte, que vai desde uma opacidade difusa até à hipoplasia e/ou hipomineralização do esmalte e da dentina. Normalmente, os dentes mais frequentemente afectados são os primeiros molares permanentes e os incisivos permanentes. As doenças com uma alteração ubíqua dos dentes são, em geral, de origem genética, ou seja, hereditária. As alterações hereditárias dos tecidos duros dentários são doenças específicas como a amelogénese imperfeita (AI), a dentinogénese imperfeita (DI) e a displasia da dentina (DD). Além disso, as alterações dentárias podem ser acompanhadas de sintomas de síndromes como a osteogénese imperfeita ou a síndrome trico-odonto-onico-dérmica. Ao considerar os defeitos de mineralização dentária para além do esmalte, também é possível a afeção solitária da dentina. Os defeitos de mineralização dos tecidos duros dentários têm caraterísticas diferentes. Em geral, são possíveis a hipomineralização, a hipoplasia/aplasia, a malformação e a descoloração. Os tipos de alterações podem ir desde uma hipomineralização ligeira com descoloração moderada causada por defeitos de mineralização que alteram as caraterísticas ópticas até alterações hipoplásicas com perda excessiva dos tecidos duros dentários, especialmente do esmalte.[73]

1. AMELOGENESIS IMPERFECTA (Displasia hereditária do esmalte, esmalte castanho hereditário, dentes castanhos opalescentes hereditários)

INTRODUÇÃO

A amelogénese imperfeita engloba um grupo complicado de doenças que demonstram alterações de desenvolvimento na estrutura do esmalte na ausência de uma doença ou síndrome sistémica.

A formação do esmalte é um processo com várias etapas e podem surgir problemas em qualquer uma delas. Em geral, o desenvolvimento do esmalte pode ser dividido em três fases principais:

2. Elaboração da matriz orgânica

3. Mineralização da matriz
4. Maturação do esmalte

Historicamente, os defeitos hereditários da formação do esmalte são divididos da seguinte forma: hipoplásico, hipocalcificado e hipomaturação[4] , dependendo da apresentação clínica dos defeitos e da fase provável da formação do esmalte que é primariamente afetada. Cada grupo clínico principal de IA pode ainda ser dividido em vários subgrupos, dependendo do modo de hereditariedade, bem como da aparência clínica do esmalte defeituoso, embora, em alguns casos, a sobreposição de caraterísticas clínicas possa dificultar a distinção.[5]

Ainda não foi estabelecido um sistema de classificação ideal para a amelogénese imperfeita. A classificação de Witkop baseia-se no fenótipo e no pedigree (ou seja, aparência clínica e padrão aparente de hereditariedade).[4]

Tipo	Padrão	Caraterísticas específicas	Herança
IA	Hipoplásico	Fosso generalizado	Autossómica dominante
IB	Hipoplásico	Fissuras localizadas	Autossómica dominante
IC	Hipoplásico	Fissuras localizadas	Autossómico recessivo
ID	Hipoplásico	Liso difuso	Autossómica dominante
IE	Hipoplásico	Liso difuso	Ligado ao X dominante
IF	Hipoplásico	Rugoso difuso	Autossómica dominante
IG	Hipoplásico	Agenesia do esmalte	Autossómico recessivo
AII	Hipomaturação	Pigmentado difuso	Autossómico recessivo
IIB	Hipomaturação	Difusa	Ligado ao X recessivo
mentira	Hipomaturação	Coberto de neve	Ligado ao X
IID	Hipomaturação	Coberto de neve	Autossómica dominante?
IIIA	Hipocalcificado	Difusa	Autossómica dominante
IIB	Hipocalcificado	Difusa	Autossómico recessivo
IVA	Hipomaturação-hipoplásica	Taurodontismo presente	Autossómica dominante
IVB	Hipoplásico-hipomaturação	Taurodontismo presente	Autossómica dominante

AETIOLOGIA

ESTUDOS DE GENÉTICA MOLECULAR

Estudos de genética molecular demonstraram que a etiologia da IA está relacionada com a alteração de genes envolvidos no processo de formação e maturação do esmalte. Embora a origem genética das formas autossómicas seja menos conhecida, a análise da IA ligada ao X mostrou que o gene defeituoso para este tipo específico de IA está intimamente ligado ao locus DXS85 em Xp22.[5]

O gene AMELX está associado à proteína amelogenina do esmalte, que constitui até 90% da matriz do esmalte. As variantes associadas ao gene AMELX de

A amelogénese imperfeita é ligada ao X, com 14 mutações diferentes atualmente conhecidas. Devido ao efeito da lionização, os fenótipos masculino e feminino são variáveis, mas frequentemente associados ao genótipo. Os fenótipos masculinos incluem tanto a variante hipoplásica lisa difusa como a variante de hipomaturação.

O gene ENAM está associado a outra proteína do esmalte, a enamelina, que representa aproximadamente 1% a 5% da matriz do esmalte. As mutações do gene ENAM têm sido correlacionadas com alguns padrões autossómicos dominantes e recessivos de amelogénese imperfeita hipoplásica, que vão desde pequenas picadas a esmalte fino generalizado difuso.

O gene MMP-20 codifica uma proteinase denominada enamelisina; a mutação deste gene tem sido associada à variante autossómica recessiva, hipomaturação pigmentada da amelogénese imperfeita.

A protease, calicreína-4, está associada ao gene KLK4, cuja mutação demonstrou estar envolvida em algumas formas de amelogénese imperfeita com hipomaturação. Pensa-se que tanto a enamelisina como a calicreína-4 são necessárias para a remoção das proteínas da matriz do esmalte durante a fase de maturação do desenvolvimento do esmalte.

As mutações no gene FAM83H têm sido associadas à amelogénese imperfeita hipocalcificada autossómica dominante. Dos genes atualmente descobertos, o FAM83H está associado à maior prevalência da doença e às alterações mais graves do esmalte. A maioria destas mutações resulta no envolvimento de toda a coroa, enquanto alguns exemplos criam áreas de hipocalcificação que se localizam na metade cervical da coroa.

A função do gene WDR72 é desconhecida, mas pensa-se que seja um suporte para interações proteína-proteína. As mutações neste gene têm sido associadas a padrões autossómicos recessivos de amelogénese imperfeita com hipomaturação.

O gene C4orf26 codifica uma proteína da matriz extracelular no órgão do esmalte e tem sido associado a um padrão autossómico recessivo de amelogénese imperfeita hipomineralizada. A mutação foi descoberta inicialmente numa família de Omã e levou os investigadores a sequenciar outros 57 indivíduos aparentemente não relacionados que apresentavam padrões recessivos de amelogénese imperfeita em todo o mundo. Esta investigação confirmou a mutação em mais oito famílias com mutações anteriormente não definidas.

O gene DLX3 pertence a um grupo de genes que codificam um número de proteínas que são críticas para o desenvolvimento craniofacial, dentário, capilar, cerebral e neural; a mutação deste gene tem sido associada às variantes de hipomaturação hipoplásica da amelogénese imperfeita com taurodontismo. Alguns investigadores retiraram o gene da lista dos associados à amelogénese imperfeita por acreditarem que este padrão é uma variante da síndrome tricodento-ósseo. Outros documentaram um padrão idêntico de esmalte anormal em doentes com a mutação DLX3, mas sem outras caraterísticas da síndrome trico-dento-óssea.[4]

QUADRO 3: CLASSIFICAÇÃO MODIFICADA DA AMELOGÉNESE IMPERFEITA

Herança	Fenótipo	Genes relacionados
Autossómica dominante	Fosso generalizado	
Autossómica dominante	Hipoplásico localizado	*ENAM*
Autossómica dominante	Magro generalizado	*ENAM*
Autossómica dominante	Difusa hipocalcificação	*FAM83H*
Autossómica dominante	Hipocalcificação localizada	*FAM83H*
Autossómica dominante	Com taurodontismo	*DLX3**
Autossómico recessivo	Hipoplásico localizado	
Autossómico recessivo	Magro generalizado	*ENAM*
Autossómico recessivo	Hipomaturação difusa	*WDR72*
Autossómico recessivo	Hipomaturação pigmentada	*MMP20, KLK4, C4orf26*
Ligado ao X	Magro generalizado	*AMELX*
Ligado ao X	Hipomaturação difusa	*AMELX*
Ligado ao X	Hipoplasia difusa/ hipomaturação	*AMELX*
Ligado ao X	Hipomaturação do cume da neve	

CARACTERÍSTICAS CLÍNICAS E RADIOGRÁFICAS

A prevalência desta doença foi estimada entre 1 em 718 e 1 em 14.000, dependendo da população estudada. A AI hipoplásica representa 60-73% de todos os casos, a AI com hipomaturação representa 20-40% e a AI com hipocalcificação representa 7%.[5]

Caraterísticas da AI hipoplásica

- Esmalte de espessura reduzida devido a um defeito na formação da matriz normal
- Pitting e ranhuras

- Esmalte duro e translúcido
- Radiograficamente, o esmalte contrasta normalmente com a dentina[74]

No padrão generalizado, as pontuações do tamanho de um alfinete a uma cabeça de alfinete estão espalhadas pela superfície dos dentes e não se correlacionam com um padrão de dano ambiental. As superfícies vestibulares dos dentes são afectadas de forma mais grave e as cavidades podem estar dispostas em filas ou colunas. Pode ocorrer coloração das fossas. Observa-se uma expressividade variável nos grupos de doentes afectados. O esmalte entre as fossas é de espessura, dureza e coloração normais.

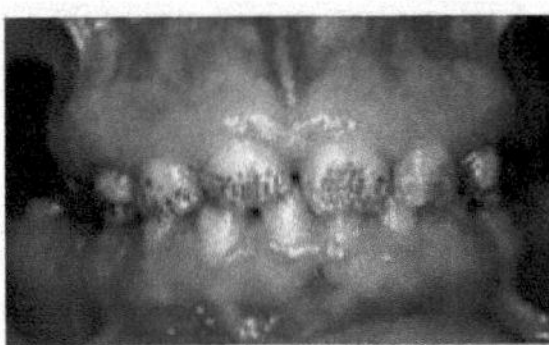
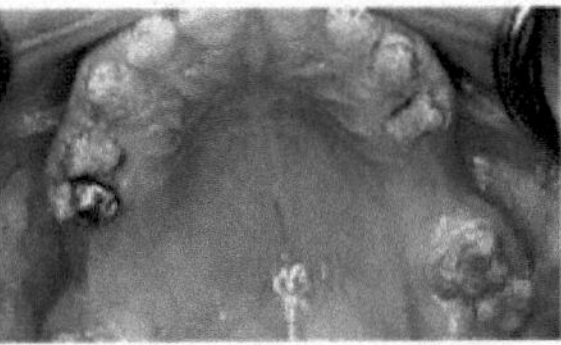

Fig. 41: Amelogénese imperfeita hipoplásica, padrão generalizado de sulcos.

No padrão localizado, os dentes afetados demonstram fileiras horizontais de fossas, uma depressão linear ou uma grande área de esmalte hipoplásico. Normalmente, a área alterada localiza-se no terço médio das superfícies vestibulares dos dentes. O bordo incisal ou a superfície oclusal normalmente não são afectados. Ambas as dentições, ou apenas os dentes decíduos, podem ser afectados. Todos os dentes podem estar alterados, ou apenas alguns dentes podem estar afectados. Quando o envolvimento não é difuso, o padrão dos dentes afectados não se correlaciona com um momento específico do desenvolvimento. O tipo autossómico recessivo é mais grave e normalmente demonstra o envolvimento de todos os dentes em ambas as dentições.[4]

Na classificação fenotípica de Witkop, a amelogénese imperfeita com espessura de esmalte difusamente reduzida foi subclassificada como ***lisa, rugosa e agenesia de esmalte***. Este sistema revelou-se problemático devido à significativa variabilidade fenotípica intrafamiliar e à fraca correlação entre o fenótipo e o defeito molecular. Por exemplo, certas mutações do ENAM autossómico dominante criam esmalte hipoplásico fino, com diferentes doentes a demonstrarem variações da textura da superfície que vão desde o liso, com e sem sulcos pouco profundos, ao rugoso, com numerosos buracos pouco profundos. Além disso, em doentes diagnosticados com agenesia do esmalte, a presença de uma fina faixa de esmalte foi confirmada em muitos indivíduos afectados. Como resultado, estes padrões fenotípicos anteriormente separados foram fundidos numa única categoria, **amelogénese imperfeita hipoplásica fina generalizada.**

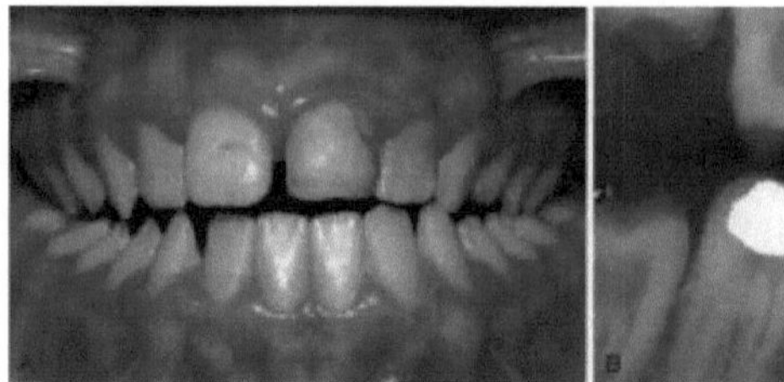
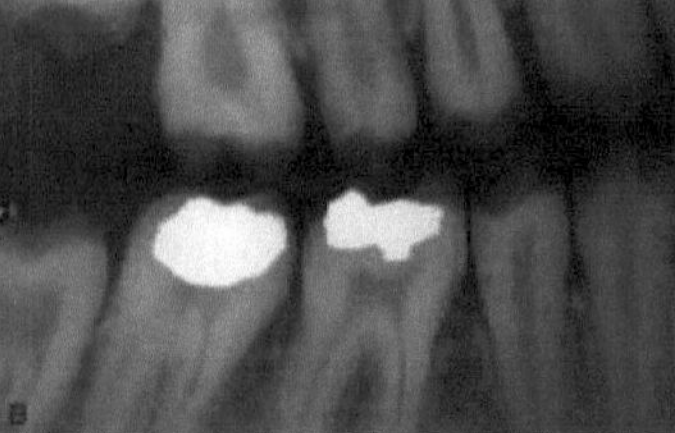

Fig. 42: **Amelogénese imperfeita hipoplásica, padrão liso autossómico dominante (padrão fino generalizado)**

A, Dentes pequenos, amarelados, com esmalte duro e brilhante, com numerosos pontos de contacto abertos pontos de contacto abertos e mordida aberta anterior. B, Radiografia do mesmo paciente demonstrando um contorno periférico fino de esmalte radiopaco.

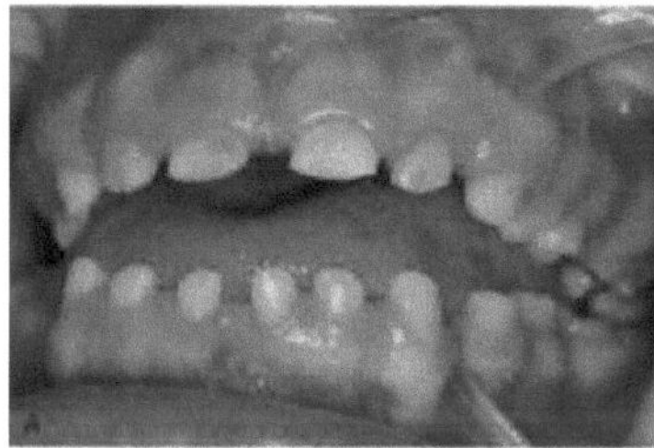
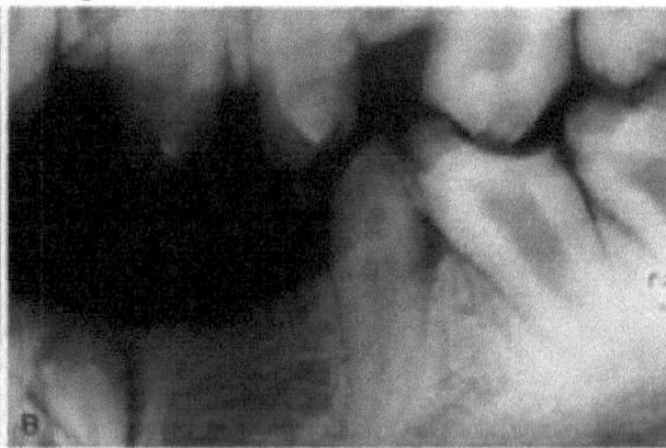

Fig. 43: **Amelogénese imperfeita hipoplásica, padrão rugoso (padrão fino generalizado)**

A, Dentes pequenos e amarelos com superfície de esmalte rugosa, pontos de contacto abertos, atrição significativa e mordida aberta anterior. B, Radiografia do mesmo paciente. Note-se o dente impactado e o fino contorno periférico de esmalte radiodenso.

Caraterísticas da IA hipocalcificada

- Defeito na calcificação do esmalte
- Esmalte de espessura normal
- Fraca na estrutura
- Aparece opaco ou calcário
- Os dentes ficam manchados e desgastam-se rapidamente
- Radiograficamente, o esmalte é menos radiopaco do que a dentina.[74]

Na amelogénese imperfeita hipocalcificada, os dentes têm uma forma adequada na erupção, mas o esmalte é muito mole e perde-se facilmente. Na erupção, o esmalte é castanho-amarelado ou alaranjado, mas muitas vezes torna-se manchado de castanho a preto e apresenta uma rápida aposição de cálculos. Com o passar dos anos, grande parte do esmalte coronal é removido, exceto a porção cervical que ocasionalmente se calcifica melhor. Dentes não irrompidos e mordida aberta anterior não são raros.[4]

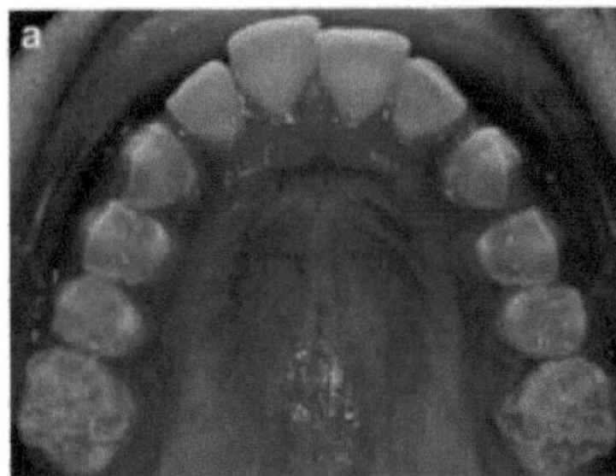

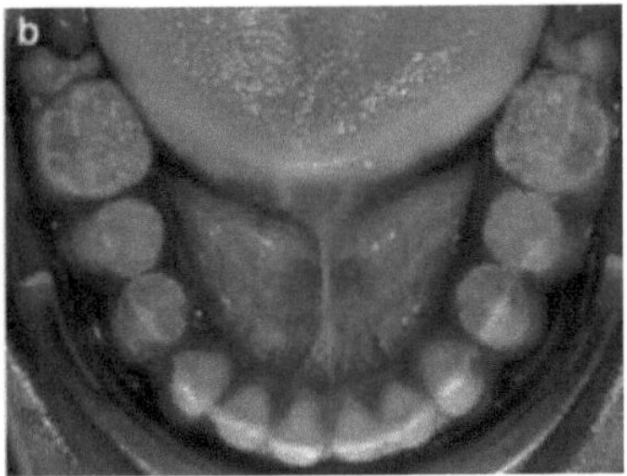

Fig. 44: (a) Vista oclusal superior de amelogénese imperfeita hipocalcificada. Notar o esmalte amarelado descoloração amarelada do esmalte e a fratura do esmalte na face palatina dos primeiros molares permanentes. (b) Amelogénese imperfeita hipocalcificada (vista oclusal inferior) com o distintivo esmalte amarelado descoloração do esmalte e desgaste oclusal nas faces vestibulares dos primeiros molares inferiores.

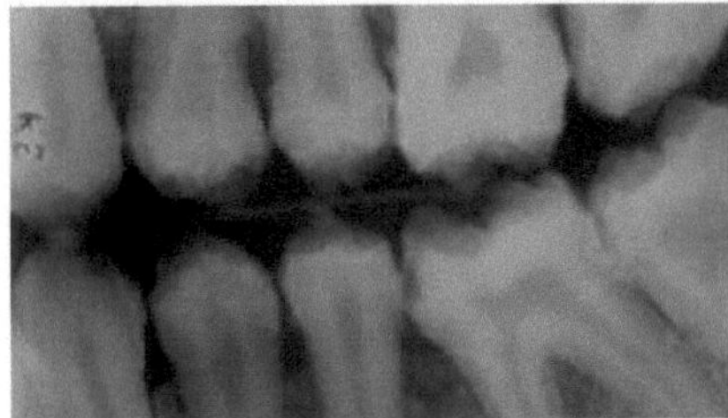

Fig. 45: Vista radiográfica de Amelogénese Imperfeita Hipocalcificada.

Caraterísticas da hipomaturação IA

- Esmalte de espessura normal mas com aspeto mosqueado
- Ligeiramente mais macio do que o normal e vulnerável ao desgaste dentário, mas não tão grave como o tipo hipocalcificado
- Radiograficamente, radiodensidade semelhante à da dentina[74]

Numa pessoa com amelogénese imperfeita com hipomaturação, os dentes afectados têm uma forma normal, mas apresentam um esmalte branco opaco que pode revelar áreas de manchas. Após a erupção, observam-se graus variáveis de descoloração castanha e lascas de esmalte. A apresentação pode assemelhar-se muito à fluorose dentária, tornando o diagnóstico definitivo difícil em muitos doentes. Ocasionalmente, a fluorose pode demonstrar uma faixa branca horizontal que corresponde a períodos de maior ingestão de flúor. Se estiver presente, uma distribuição cronológica também é útil para interpretar a aparência clínica (tal como a preservação da dentição decídua ou dos pré-molares e segundos molares).

No padrão de hipomaturação pigmentada, a superfície do esmalte é mosqueada e castanho-ágar. O esmalte fratura-se frequentemente da dentina subjacente e é suficientemente macio para ser perfurado por um explorador dentário. A mordida aberta anterior e os dentes não irrompidos que exibem reabsorção são incomuns. Ocasionalmente, o esmalte superficial pode ser severamente afetado e ser semelhante em suavidade ao dos padrões hipocalcificados com perda rápida de esmalte aquando da erupção. Estes casos demonstram frequentemente uma extensa deposição de cálculo.

O padrão de hipomaturação ligado ao X é outra lição de lionização; no entanto, a lionização não é tão óbvia como a observada no padrão hipoplásico ligado ao X. Os machos afectados exibem padrões diferentes nas dentições decídua e permanente. Os dentes decíduos são brancos opacos com uma mancha translúcida, enquanto os dentes permanentes são amarelos opacos e podem escurecer com a idade. As fêmeas heterozigotas apresentam um padrão semelhante em ambas as dentições. Os dentes apresentam bandas verticais de esmalte branco opaco e esmalte translúcido; as bandas são aleatórias e assimétricas. As faixas podem ser vistas sob iluminação normal, mas são mais óbvias com transiluminação.

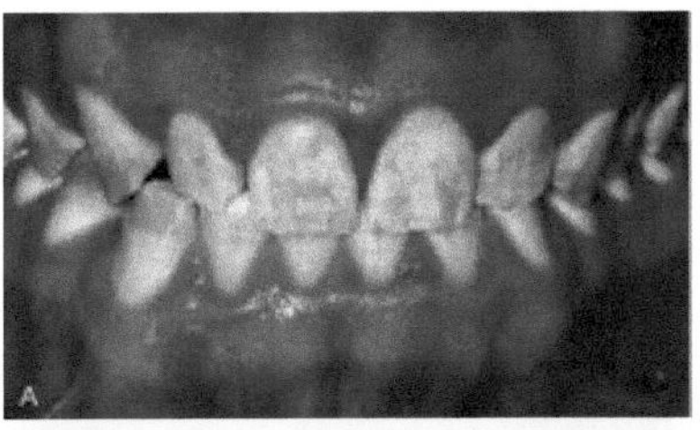

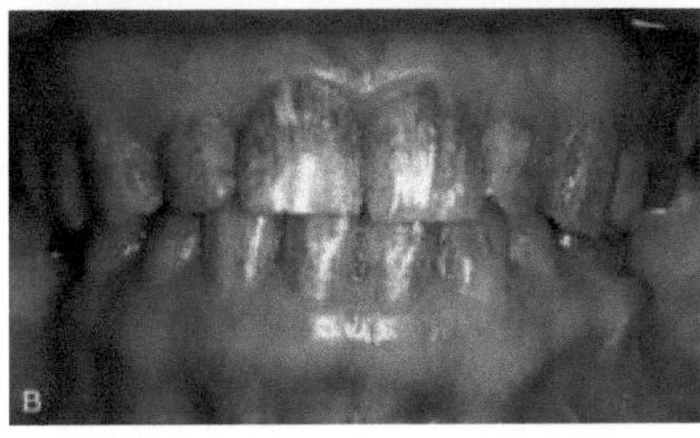

Fig 46: **Amelogénese imperfeita hipomaturativa, ligada ao X.**
A, Paciente do sexo masculino com dentição branco-amarelada difusa.
B, A mãe do doente apresenta bandas verticais de esmalte branco e opaco e de esmalte translúcido.

Os padrões de hipomaturação do tipo "snow-capped" exibem uma zona de esmalte branco opaco na incisal ou oclusal de um quarto a um terço da coroa. As áreas alteradas não apresentam uma distribuição que apoie uma origem ambiental, e a superfície não tem o brilho iridescente observado na fluorose ligeira. Os dentes afectados demonstram frequentemente uma distribuição anterior-posterior e têm sido comparados com uma prótese mergulhada em tinta branca (apenas os anteriores afectados, os anteriores até aos bicúspides, ou os anteriores até aos molares). Tanto a dentição decídua como a permanente são afectadas.[4]

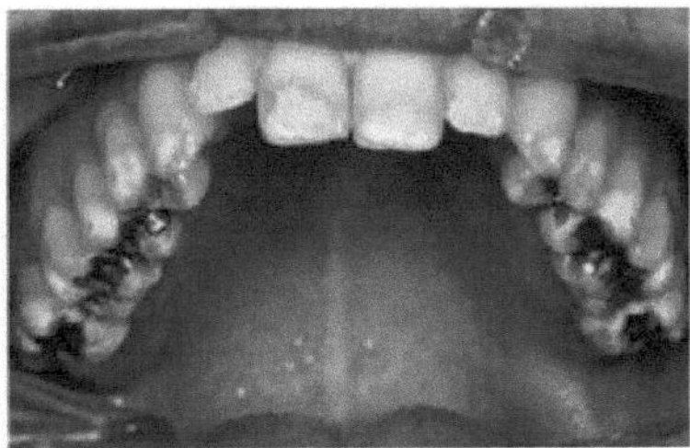

Fig. 47: Hipomaturação da Amelogénese Imperfeita, padrão em forma de "cume de neve".

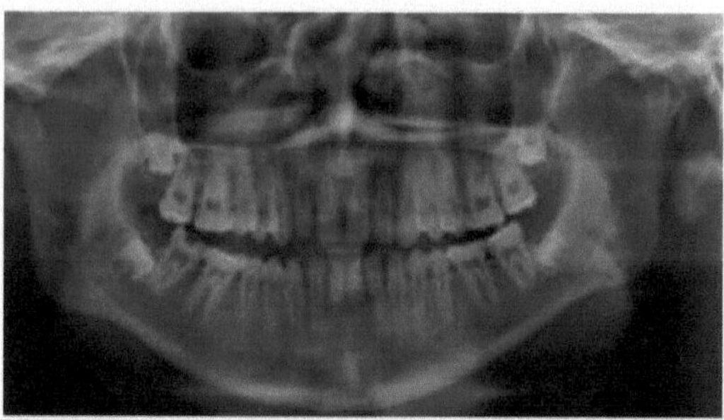

Fig. 48: **Ortopantomografia de um doente com amelogénese hipomaturada imperfeita**, revelando uma radioopacidade quase igual do esmalte e da dentina.

hipoplasia de hipomaturação com taurodontismo

- Aspeto misto de hipomaturação e hipoplasia
- Taurodontismo: corpo e câmara pulpar alargados, e o pavimento da câmara pulpar e a furca são deslocados apicalmente para baixo da raiz.[74]

Na apresentação conhecida como padrão hipomaturação-hipoplásico, o defeito predominante é a hipomaturação do esmalte, em que o esmalte aparece mosqueado de branco-amarelado a castanho-amarelado. Os buracos são vistos frequentemente nas superfícies vestibulares dos dentes. Radiograficamente, o esmalte parece semelhante à dentina em densidade, e grandes câmaras pulpares podem ser vistas em dentes com raiz única, além de vários graus de taurodontismo.

No padrão hipoplásico-hipomaturação, o defeito predominante é uma hipoplasia do esmalte, na qual o esmalte é fino, mas também hipomaturado. Exceto pela diminuição da espessura do esmalte, este padrão é radiograficamente semelhante à variante hipomaturação-hipoplásica.

Um padrão de alteração dos dentes semelhante à amelogénese imperfeita com taurodontismo é observado na doença sistémica, síndrome trico-dento-ósseo. Esta doença autossómica dominante é aqui mencionada porque o diagnóstico pode não ser imediatamente evidente sem um elevado índice de suspeição. Para além dos achados dentários, as alterações sistémicas predominantes estão presentes de forma variável e incluem cabelo crespo, osteosclerose e unhas quebradiças. O cabelo crespo está presente à nascença, mas pode alisar-se com a idade. A osteosclerose afecta principalmente a base do crânio e o processo mastoide. A mandíbula apresenta frequentemente um ramo encurtado e um ângulo obtuso.[4]

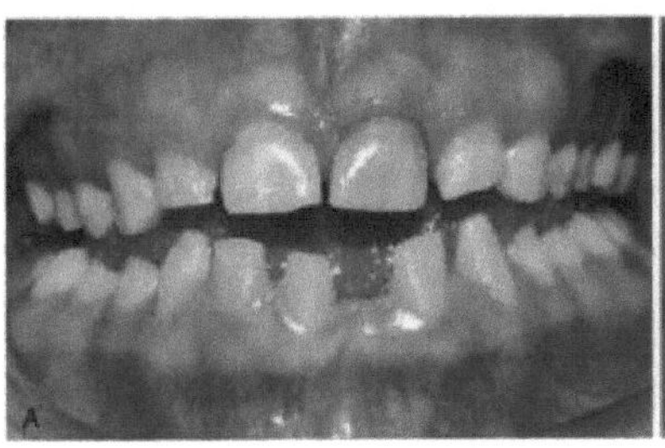
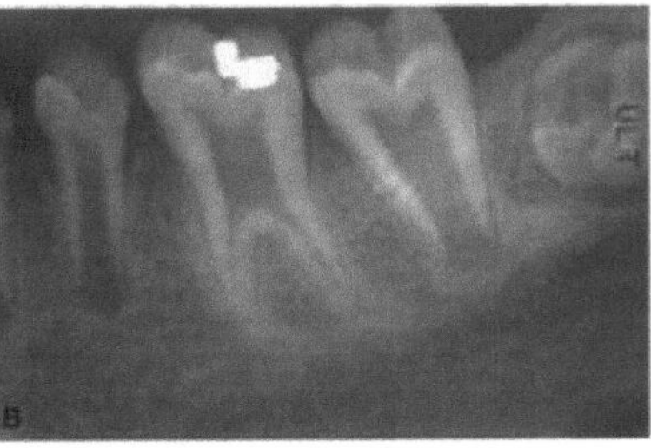

Fig 49: **Síndrome Trico-Dento-Osseo.**
A, Dentição com hipoplasia difusa do esmalte e hipomaturação.
B, Radiografia do mesmo paciente mostrando taurodontismo significativo do primeiro molar e esmalte fino
, que é semelhante em densidade à dentina.

As implicações clínicas da amelogénese imperfeita variam de acordo com o subtipo e a sua gravidade, mas os principais problemas são a estética, a sensibilidade dentária e a perda de dimensão vertical. Além disso, em alguns tipos de amelogénese imperfeita há um aumento da prevalência de cáries, mordida aberta anterior, atraso na erupção, impactação dentária ou inflamação gengival associada. Os doentes com hipoplasia generalizada do esmalte fino apresentam um esmalte normal mínimo associado a um desgaste rápido. Estas variantes requerem uma cobertura total logo que seja possível; se o tratamento for atrasado, ocorre uma perda do comprimento utilizável da coroa. Nos doentes sem comprimento de coroa suficiente, as próteses totais (sobredentaduras em alguns casos) tornam-se frequentemente a única abordagem satisfatória. Os outros tipos de amelogénese imperfeita demonstram uma perda dentária menos rápida, e a aparência estética é frequentemente a principal consideração. Muitos casos menos severos podem ser melhorados através da colocação de coroas totais ou facetas faciais em dentes clinicamente censuráveis. Nalguns casos, a falta de uma boa adesão ao esmalte das facetas ocorre e não resulta numa restauração durável. A utilização de cimentos de ionómero de vidro com adesivos dentinários ultrapassa frequentemente esta fraqueza. O atraso generalizado na erupção e impactação dos dentes afectados pela amelogénese imperfeita hipoplásica fina generalizada foi identificado como um componente de uma síndrome muito rara que inclui nefrocalcinose e, por vezes, insuficiência renal. As alterações renais muitas vezes não são clinicamente evidentes, e a mortalidade associada à insuficiência renal tem sido relatada em pacientes afectados. Estes doentes devem ser encaminhados para avaliação renal.[6 7 8]

2. HIPOPLASIA AMBIENTAL DO ESMALTE

INTRODUÇÃO

As perturbações durante o desenvolvimento dos dentes podem manifestar-se como hipoplasias do esmalte, opacidades difusas ou demarcadas do esmalte ou hipomineralização do esmalte. Estes defeitos podem ser o resultado de factores hereditários (como na amelogénese imperfeita e na síndrome tricodento-óssea) ou de factores ambientais (tanto pré como pós-natais). A hipoplasia do esmalte (EH) é definida como uma deficiência na formação do esmalte. Isto é visto clinicamente como fossas, sulcos ou falta generalizada de esmalte superficial. A hipoplasia do esmalte é importante do ponto de vista clínico porque pode resultar numa maior suscetibilidade à cárie, maior desgaste, sensibilidade dentária e estética deficiente. Este tipo de defeito do esmalte também pode fornecer pistas valiosas sobre o ambiente inicial da criança e pode ser preditivo de distúrbios semelhantes na dentição permanente.75

AETIOLOGIA

Foram efectuados muitos estudos, tanto experimentais como clínicos, na tentativa de determinar a causa e a natureza da hipoplasia ambiental do esmalte. Sabe-se que um número de diferentes factores, cada um capaz de produzir lesões nos ameloblastos, pode dar origem à condição, incluindo: (1) carência nutricional (vitaminas A, C e D); (2) doenças exantemáticas (por exemplo, sarampo, varicela e escarlatina); (3) sífilis congénita; (4) hipocalcemia; (5) lesões de nascimento, prematuridade, doença hemolítica Rh; (6) infeção ou trauma local; (7) ingestão de produtos químicos (principalmente flúor) e (8) causas idiopáticas. 1. Hipoplasia por deficiência nutricional e febres exantemáticas O raquitismo durante o período de formação dos dentes é a causa mais comum conhecida de hipoplasia do esmalte. Atualmente, no entanto, o raquitismo não é uma doença prevalente.

As carências de vitaminas A e C também foram apontadas como causas. Alguns estudos indicaram que as doenças exantemáticas, incluindo o sarampo, a varicela e a escarlatina, são factores etiológicos, mas outros investigadores não conseguiram confirmar este achado. Em geral, pode afirmar-se que qualquer deficiência nutricional grave ou doença sistémica é potencialmente capaz de produzir hipoplasia do esmalte, uma vez que os ameloblastos são um dos grupos de células mais sensíveis do corpo em termos de função metabólica. O tipo de hipoplasia que ocorre devido a estes estados de deficiência ou doença é normalmente do tipo "pitting" descrito acima. Como os pits tendem a manchar, a aparência clínica dos dentes pode ser muito desagradável. Estudos clínicos indicam que a maioria dos casos de hipoplasia do esmalte envolve os dentes que se formam no primeiro ano após o nascimento, embora os dentes que se formam um pouco mais tarde possam ser afectados.

Assim, os dentes mais frequentemente envolvidos são os incisivos centrais e laterais, as cúspides e os primeiros molares. Como a ponta do canino começa a se formar antes do incisivo lateral, alguns casos envolvem apenas o incisivo central, o canino e o primeiro molar. Os pré-molares e os segundos e terceiros molares raramente são afectados, uma vez que a sua formação só se inicia por volta dos três anos de idade ou mais tarde.

Tem havido uma controvérsia considerável sobre se existe alguma relação entre a hipoplasia do esmalte e a experiência de cárie dentária e os relatórios clínicos têm apresentado resultados contraditórios. É mais razoável assumir que as duas coisas não estão relacionadas, embora os dentes hipoplásicos pareçam deteriorar-se a um ritmo um pouco mais rápido, uma vez iniciada a cárie.

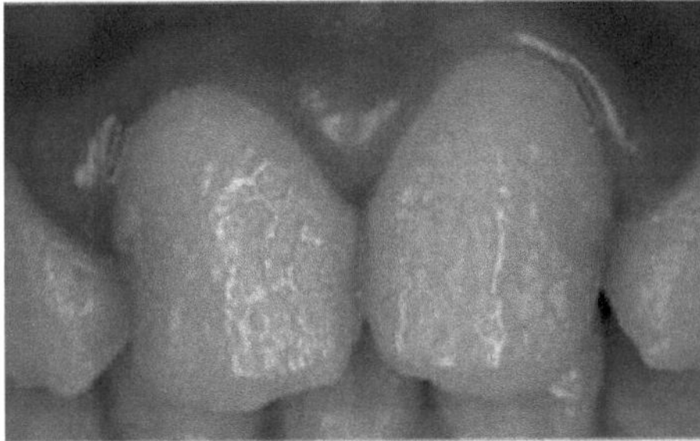

Fig. 50: Hipoplasia resultante de deficiência nutricionalVARIEDADE DE MORDEDURA

1. Hipoplasia do esmalte devido a sífilis congénita

A hipoplasia devida à sífilis congénita não é, na maioria das vezes, do tipo "pitting", mas apresenta uma aparência caraterística, quase patognomónica. Esta hipoplasia envolve os incisivos permanentes maxilares e mandibulares e os primeiros molares. Os dentes anteriores afectados são por vezes designados por **"dentes de Hutchinson"**, enquanto os molares têm sido referidos como **"molares em amora" (molares de Moon, molares de Fournier)**.

Caracteristicamente, o incisivo central superior tem uma **forma de "chave de fendas"**, com as superfícies mesial e distal da coroa a afunilarem-se e a convergirem para o bordo incisal do dente e não para a margem cervical. Além disso, o bordo incisal é normalmente entalhado. Os incisivos centrais e laterais da mandíbula podem ser afectados de forma semelhante, embora o incisivo lateral da maxila possa ser normal. A causa do afunilamento e do entalhe do incisivo superior foi explicada com base na ausência do tubérculo central ou do centro de calcificação. As coroas dos primeiros molares na sífilis congénita são irregulares e o esmalte da superfície oclusal e do terço oclusal do dente parece estar disposto numa massa aglomerada de glóbulos em vez de em cúspides bem formadas. A coroa é mais estreita na superfície oclusal do que na margem cervical. Nem todos os doentes com sífilis congénita apresentam estes achados dentários. Além disso, ocasionalmente, os doentes parecem ter dentes de Hutchinson sem terem uma história de sífilis congénita. Portanto, não se deve ser precipitado ao fazer o diagnóstico de sífilis, particularmente na ausência das outras condições da tríade de Hutchinson.

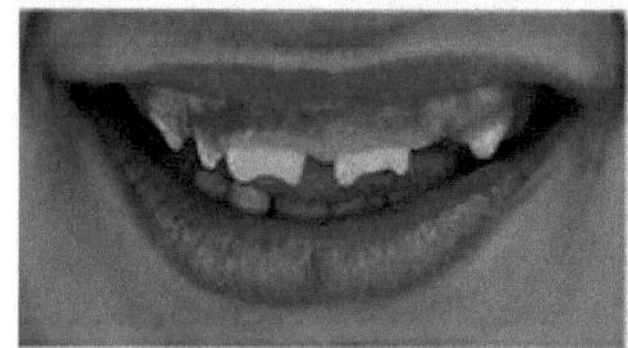
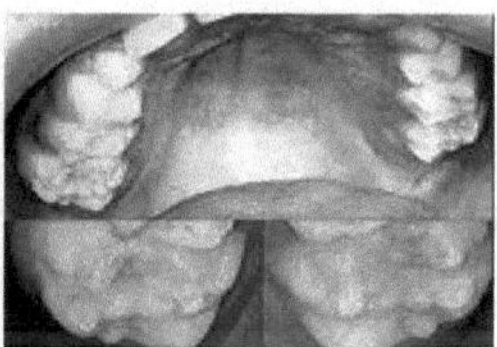

A: Dentes de Hutchinson B: Molares de amora

Fig 51: Hipoplasia do esmalte devido a sífilis congénita

2. <u>Hipoplasia do esmalte devido a hipocalcemia</u>

A tetania, induzida por uma diminuição do nível de cálcio no sangue, pode resultar de várias condições, sendo as mais comuns a deficiência de vitamina D e a deficiência de paratiroide (tetania paratiroprivica). Na tetania, o nível de cálcio sérico pode descer até 6-8 mg por 100 ml e, a este nível, produz-se frequentemente hipoplasia do esmalte nos dentes que se desenvolvem concomitantemente. Este tipo de hipoplasia do esmalte é normalmente do tipo pitting e, portanto, não difere da resultante de uma perturbação nutricional ou de uma doença exantemática.

3. <u>Hipoplasia devido a lesões de nascimento</u>

A linha ou anel neonatal, descrita por Schour em 1936, que está presente nos dentes decíduos e nos primeiros molares permanentes, pode ser considerada como um tipo de hipoplasia, pois há um distúrbio produzido no esmalte e na dentina, o que é indicativo de trauma ou mudança de ambiente no momento do nascimento. Nos partos traumáticos, a formação do esmalte pode mesmo cessar nesta altura. Além disso, a hipoplasia do esmalte é muito mais comum em crianças nascidas prematuramente do que em bebés de termo normais. A hipoplasia do esmalte ocorre em crianças que sofreram de doença hemolítica Rh à nascença, para além da coloração dos dentes amplamente reconhecida. Embora a literatura indique que a maioria dos casos de hipoplasia do esmalte dos dentes decíduos envolva o esmalte formado após o nascimento, também é observada no esmalte pré-natal. Nesses casos, um distúrbio gastrointestinal ou alguma outra doença da mãe pode ser responsável.

4. Hipoplasia do esmalte devido a infeção local ou traumatismo

Um tipo de hipoplasia ocasionalmente observado é invulgar, na medida em que apenas um único dente está envolvido, mais frequentemente um dos incisivos maxilares permanentes ou um pré-molar maxilar ou mandibular. Pode haver qualquer grau de hipoplasia, desde uma ligeira descoloração acastanhada do esmalte até uma severa picada e irregularidade da coroa do dente. Estes dentes isolados são frequentemente referidos como **"dentes de Turner"**, e a condição é chamada de **"hipoplasia de Turner"**. Se um dente decíduo se torna cariado durante o período em que a coroa do dente permanente seguinte está a ser formada, a infeção bacteriana que envolve o tecido periapical deste dente decíduo pode perturbar a camada ameloblástica do dente permanente e resultar numa coroa hipoplásica. A gravidade desta hipoplasia dependerá da gravidade da infeção, do grau de envolvimento dos tecidos e da fase de formação do dente permanente durante a qual a infeção ocorreu. Um tipo semelhante de hipoplasia pode seguir-se a um traumatismo num dente decíduo; particularmente, quando o dente decíduo foi introduzido no alvéolo e perturba o botão do dente permanente. Isso pode afetar a formação da matriz ou a calcificação, dependendo principalmente do estágio de formação do dente no momento da lesão. Se a coroa do dente permanente ainda estiver a ser formada, a lesão resultante pode manifestar-se como uma mancha ou pigmentação amarelada ou acastanhada do esmalte, geralmente na superfície vestibular, ou como um verdadeiro defeito ou deformidade hipoplásica.

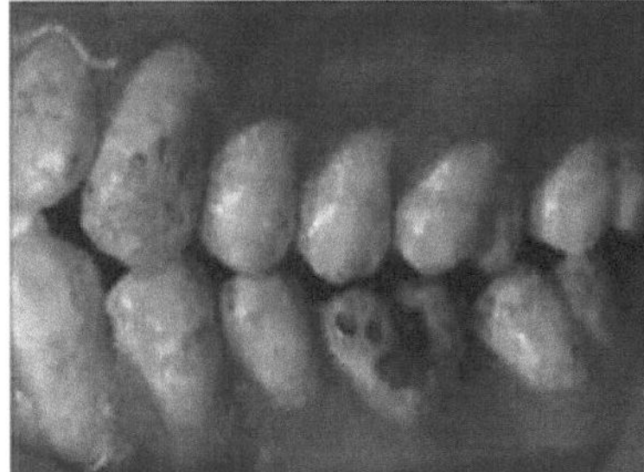
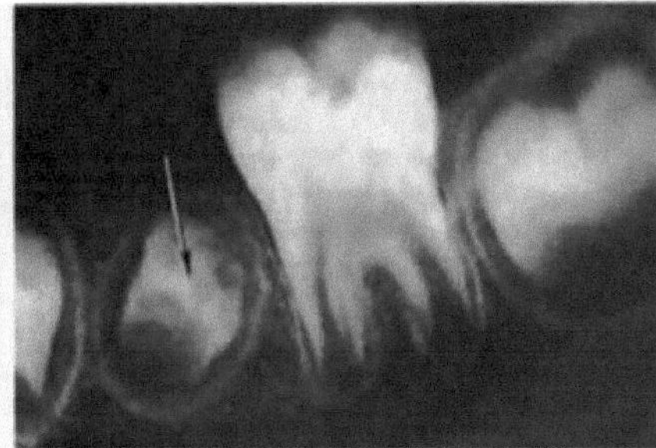

Fig 52: Hipoplasia de Turner

5. Hipoplasia do esmalte devida ao flúor: Esmalte manchado

O esmalte mosqueado ou (fluorose dentária) é um tipo de hipoplasia do esmalte que foi descrito pela primeira vez com esse termo por GV Black e Frederick S

McKay em 1916. Eles reconheceram que esta lesão apresentava uma distribuição geográfica e até sugeriram que era o resultado de alguma substância no abastecimento de água, embora só alguns anos mais tarde se tenha demonstrado que o flúor era o agente causador.

A etiologia

Atualmente, reconhece-se que a ingestão de água potável contendo flúor durante o período de formação dos dentes pode resultar em esmalte mosqueado. A gravidade da mancha aumenta com o aumento da quantidade de flúor na água. Assim, há pouca mancha de qualquer significado clínico num nível abaixo de 0,91,0 partes por milhão de flúor na água; ao passo que se torna progressivamente evidente acima deste nível.

Patogénese

Este tipo de hipoplasia é devido a um distúrbio dos ameloblastos durante a fase de formação do dente. A natureza exacta da lesão não é conhecida, mas uma vez que existe evidência histológica de danos celulares, é provável que o produto celular, a matriz do esmalte, seja defeituoso ou deficiente. Também foi demonstrado que, com níveis um pouco mais elevados de flúor, há interferência no processo de calcificação da matriz.

Estudos epidemiológicos relataram que nem todas as crianças nascidas e criadas numa área de fluorose endémica apresentam o mesmo grau de mosqueado, apesar de todas terem utilizado o mesmo abastecimento de água. Além disso, algumas pessoas podem apresentar manchas ligeiras mesmo quando expostas a uma concentração muito baixa de fluoreto. Estes resultados podem estar relacionados com a variação individual no consumo total de água e, por conseguinte, com a ingestão total de fluoreto.

Caraterísticas clínicas

O esmalte mosqueado tem sido relatado em muitas partes do mundo, incluindo Europa, África e Ásia, bem como nos Estados Unidos. Dependendo do nível de flúor na água de abastecimento, existe uma vasta gama de gravidade no aspeto dos dentes mosqueados, variando entre: (1) alterações questionáveis caracterizadas por manchas brancas ocasionais ou manchas no esmalte, passando por (2) alterações ligeiras manifestadas por áreas brancas opacas que envolvem a maior parte da superfície do dente, até (3) alterações moderadas e graves que mostram picadas e manchas acastanhadas na superfície e até (4) um aspeto corroído dos dentes. Os dentes que são moderada ou severamente afectados podem mostrar uma tendência para o desgaste e até para a fratura do esmalte. Os primeiros estudos registaram, de facto, a dificuldade de reter restaurações nestes dentes.

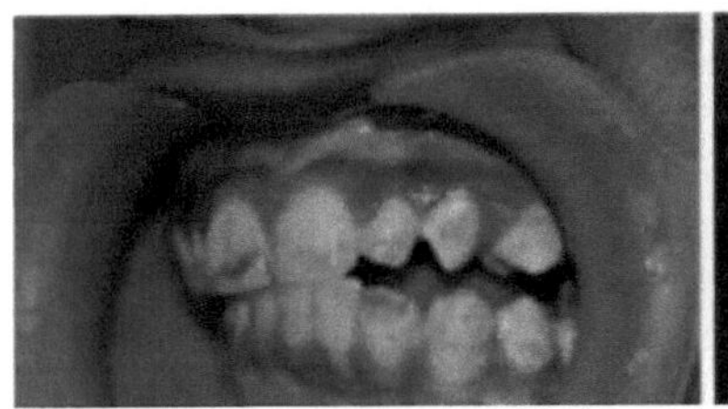 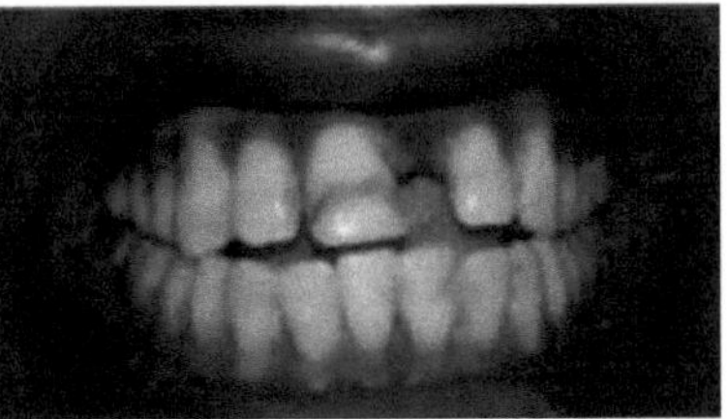

Fig. 53: Manchas brancas opacas na superfície do esmalte

Tratamento

O esmalte manchado fica frequentemente manchado, com uma cor castanha inestética. Por razões estéticas, tornou-se prática branquear os dentes afectados com um agente como o peróxido de hidrogénio. Este procedimento é frequentemente eficaz, mas deve ser efectuado periodicamente, uma vez que os dentes continuam a manchar.

6. Hipoplasia devida a factores idiopáticos

Embora tenham sido referidos numerosos factores como possíveis responsáveis pela hipoplasia do esmalte, os estudos clínicos demonstraram que, mesmo com histórias cuidadosas, a maioria dos casos é de origem desconhecida. Uma vez que o ameloblasto é um tipo de célula sensível e facilmente danificado, é provável que, nos casos em que não é possível determinar a causa, o agente causal possa ter sido alguma doença ou perturbação sistémica tão ligeira que não causou qualquer impressão no doente e não foi recordada. Mesmo os casos relativamente graves de hipoplasia do esmalte surgem sem qualquer história médica anterior pertinente que explique a sua ocorrência.[5]

3. DENTINOGÉNESE IMPERFEITA

INTRODUÇÃO

A dentinogénese imperfeita (DGI) é uma perturbação hereditária do desenvolvimento da dentina na ausência de qualquer doença sistémica.[4] É uma doença autossómica dominante que afecta tanto os dentes decíduos como os permanentes. Os dentes afectados são cinzentos a castanho-amarelados e têm coroas largas com constrição da área cervical, resultando numa forma de "tulipa". Radiograficamente, os dentes parecem sólidos, sem câmaras pulpares e canais radiculares. O esmalte é facilmente quebrado, levando à exposição da dentina que sofre atrito acelerado. O gene está localizado no cromossoma número 4. Codifica uma proteína chamada dentin sialophosphoprotein (DSPP). Esta proteína constitui cerca de 50% do componente não colagénico da matriz da dentina. Não se sabe como é que a proteína mutante causa a quase obliteração da polpa.[5] Em cerca de metade dos doentes afectados, as alterações dentárias são observadas em conjunto com a doença hereditária sistémica do osso, osteogénese imperfeita; mas estudos genéticos demonstraram que as alterações dentárias estão relacionadas com mutações nos genes COL1A1 e COL1A2.[4]

CLASSIFICAÇÃO

Dois sistemas de classificação das doenças hereditárias da dentina, um de Witkop e outro de Shields, foram historicamente bem aceites, mas não totalmente satisfatórios. O sistema de Shields tem sido o mais amplamente utilizado, mas os recentes avanços na genética tornaram a nomenclatura problemática.

A base de dados Mendelian Inheritance of Man (MIM) é o sistema de classificação mais atual para a genética molecular das patologias humanas. No sistema MIM, a dentinogénese imperfeita tipo I, tal como definida pela classificação original de Shield (DGI-I), foi retirada da lista de DGI e é classificada adequadamente como osteogénese imperfeita. A DGI-II passou a DGI-I, enquanto a DGI-III e as displasias da dentina (displasia da dentina tipo I [DD-I] e displasia da dentina tipo II [DD-II]) mantiveram os seus nomes anteriores. Os sistemas Shields e MIM são atualmente contraditórios, resultando em confusão no que diz respeito à definição de dentinogénese imperfeita tipo I.[4]

O defeito da dentina associado à osteogénese imperfeita foi anteriormente classificado como dentinogénese imperfeita tipo I (classificação de Sheilds). Estudos exaustivos provaram que a dentinogénese imperfeita é claramente uma doença distinta da osteogénese imperfeita, pelo que se propõe a seguinte classificação revista.

Dentinogénese imperfeita I: Dentinogénese imperfeita sem osteogénese imperfeita (dentina opalescente): corresponde à dentinogénese imperfeita tipo II da classificação de Shields.

Dentinogénese imperfeita II: dentinogénese imperfeita do tipo Brandywine: corresponde à dentinogénese imperfeita tipo III da classificação de Shields. Não há substituto na presente classificação para a categoria designada como DI tipo I da classificação anterior (Shields).[5]

QUADRO 4: Dentinogénese Imperfeita, Nomenclatura Clássica

Escudos	Apresentação clínica	Witkop
Dentinogénese imperfeita 1	Osteogénese imperfeita com dentes opalescentes	Dentinogénese imperfeita
Dentinogénese imperfeita II	Dentes opalescentes isolados	Dentes opalescentes hereditários
Dentinogénese imperfeita III	Dentes opalescentes isolados	Isolado de Brandywine

CARACTERÍSTICAS CLÍNICAS E RADIOGRÁFICAS

A dentinogénese imperfeita (DI), ou dentina opalescente hereditária, foi descrita pela primeira vez no final do século XIX. É uma displasia mesodérmica localizada e é herdada de um modo autossómico dominante simples com elevada penetrância e uma baixa taxa de mutação.[76]

A dentinogénese imperfeita afecta os dentes de ambas as dentições, variando a gravidade das alterações dentárias com a idade em que o dente se desenvolve. Os dentes decíduos são os mais afectados, seguidos dos incisivos permanentes e dos primeiros molares, sendo os segundos e terceiros molares os menos alterados. As dentições têm uma descoloração azul a castanha, muitas vezes com uma translucidez distinta. O esmalte frequentemente separa-se facilmente da dentina defeituosa subjacente. Uma vez exposta, a dentina frequentemente demonstra significativamente
desgaste acelerado.

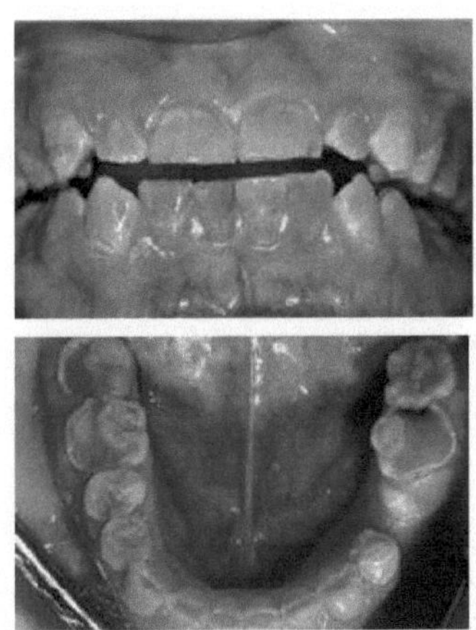

Fig 54: **Dentinogénese imperfeita (DGI).** A dentição apresenta uma descoloração acastanhada difusa e uma ligeira translucidez.

Fig 55: **Dentinogénese imperfeita (DGI).** Dentição exibindo uma descoloração acinzentada com perda significativa de esmalte e atrito.

Radiograficamente, os dentes apresentam coroas bulbosas, constrição cervical, raízes finas e obliteração precoce dos canais radiculares e das câmaras pulpares.

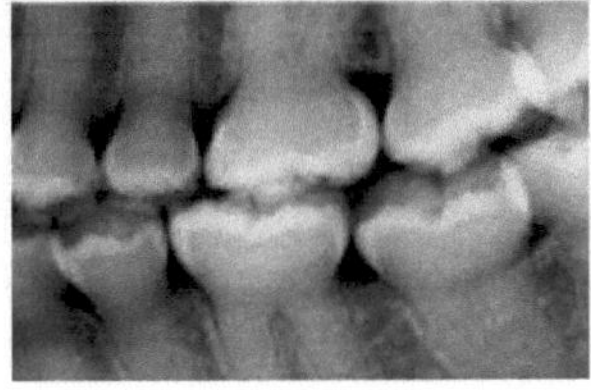

Fig 56: **Radiografia de Dentinogénese Imperfeita (DGI)** exibindo coroas bulbosas, constrição cervical e canais e câmaras pulpares obliterados

A caraterística apresenta uma penetrância próxima dos 100% mas uma expressividade variável. Nalguns doentes é observada hipoplasia do esmalte clinicamente óbvia. Durante o desenvolvimento inicial da junção dentino-esmalte (DEJ), existe uma expressão temporária das proteínas do esmalte pelos odontoblastos e uma expressão semelhante das proteínas da dentina pelos pré-ameloblastos. Alguns investigadores sugeriram que a hipoplasia do esmalte pode ser secundária à expressão da proteína DSPP mutante pelos pré-ameloblastos durante a fase inicial de formação da JDE. Embora as polpas geralmente sejam obliteradas pelo excesso de produção de dentina, alguns dentes podem apresentar polpas de tamanho normal ou um aumento significativo da polpa. Aqueles com polpas expandidas são denominados **dentes em concha** e demonstram esmalte de espessura normal em associação com dentina extremamente fina e polpas dramaticamente aumentadas. A dentina fina pode envolver todo o dente ou estar isolada na raiz. Esta rara anormalidade tem sido observada mais frequentemente em dentes decíduos na presença de dentinogénese imperfeita e está muitas vezes associada a exposições pulpares. A alteração pode não estar associada à dentinogénese imperfeita como um achado isolado em ambas as dentições e demonstrar forma e coloração dentárias normais, uma história familiar negativa e envolvimento difuso. Na variante isolada, ocorre uma reabsorção radicular lenta mas progressiva.

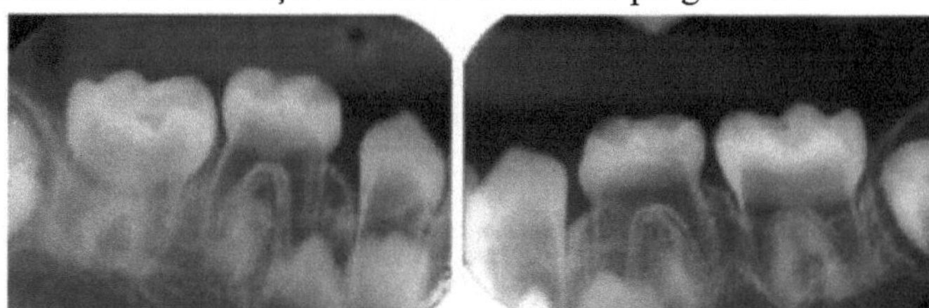

Fig. 57: DENTES DE CONCHA

Várias famílias afectadas pela dentinogénese imperfeita também demonstraram demonstrar perda auditiva progressiva, neurossensorial e de alta frequência. Foi demonstrado que a posição da mandíbula afecta a anatomia do ouvido interno, e a perda prematura de dentes foi associada a défices auditivos.[4]

TRATAMENTO

O tratamento de doentes com dentinogénese imperfeita é dirigido principalmente para a prevenção da perda de esmalte e subsequente perda de dentina por atrição.[5] Esta atrição pode causar envolvimento pulpar com abcessos dentários, e as raízes curtas e apertadas podem quebrar sob carga, necessitando assim de extração. A atrição severa pode resultar numa rápida diminuição da altura oclusal. Na DI, a dentição decídua parece mais gravemente afetada do que a dentição permanente, o que é evidenciado pelo desgaste rápido dos dentes. No início da dentição decídua, estes parecem ser os problemas mais imediatos, e logo após a erupção é geralmente necessário proteger os molares decíduos com coroas de aço inoxidável.

Os objectivos do tratamento precoce da DI na dentição decídua são os seguintes

1. Manter a saúde dentária e preservar a vitalidade, a forma e o tamanho da dentição.
2. Proporcionar ao paciente uma aparência estética numa idade precoce, a fim de prevenir problemas psicológicos.
3. Proporcionar ao paciente uma dentição funcional.
4. Evitar a perda de dimensão vertical.
5. Manter o comprimento do arco.
6. Evitar interferir com a erupção dos restantes dentes permanentes.
7. Permitir o crescimento normal dos ossos faciais e da articulação temporomandibular (ATM).
8. Estabelecer uma relação com o doente e a família do doente logo no início do tratamento.

No tratamento restaurador de pacientes pediátricos, o ionómero de vidro com materiais libertadores de flúor e de fixação química é recomendado para áreas sem tensão oclusal. Uma técnica de condicionamento ácido seguida de restauração com compósito é proposta como uma alternativa para a restauração dos dentes anteriores. As coroas de policarbonato podem ser uma alternativa para a restauração deficiente dos dentes decíduos anteriores. Uma prótese de cobertura em acrílico, assente sobre os restos de coroas e raízes da dentição primária, também tem sido utilizada com sucesso.

O tratamento da dentição mista e permanente é um desafio e exige frequentemente uma abordagem multidisciplinar. A colaboração do dentista pediátrico com um protésico e um ortodontista é muitas vezes imperativa. Embora a cárie não seja uma preocupação importante na maioria dos casos, são importantes instruções rigorosas de higiene oral e tratamento preventivo para evitar que a cárie aumente os problemas existentes. Frequentemente, há necessidade de restabelecer a dimensão vertical da oclusão para restaurar a oclusão na dentição mista e permanente. A restauração protética combinada com o tratamento ortodôntico pode ser vantajosa, sendo aconselhável a avaliação da oclusão antes do início do tratamento.[76]

Foram sugeridas muitas modalidades de tratamento: sobredentaduras, coroas de aço inoxidável, coroas em jaqueta, "dedais" de ouro fundido fixados com pinos sob coroas de resina acrílica, coroas de aço inoxidável com revestimento acrílico e aparelhos simples e amovíveis. Também foi descrita uma combinação de próteses parciais e coroas protéticas nos dentes anteriores. A técnica de coroa de resina indireta (IRC) para restaurar os incisivos superiores foi utilizada para tratar um doente com hipoplasia e atrição graves do esmalte. Esta técnica pode oferecer uma restauração intermédia estética, económica e duradoura. O tratamento ortodôntico tem sido realizado com sucesso em pacientes com diferentes graus de DI. Em casos menos graves de DI, o branqueamento com peróxido de carbamida tem sido utilizado com sucesso para tratar a descoloração.[76]

4. DISPLASIA DA DENTINA

INTRODUÇÃO

A displasia dentinária é um distúrbio raro da formação da dentina, caracterizado por esmalte normal, mas formação atípica de dentina com morfologia pulpar anormal.[5] A condição foi descrita pela primeira vez como "dentes sem raiz" por Ballschmiede (Chamberlain & Hayward, 1983) em 1920; no entanto, foi Rushton que nomeou a condição como "displasia dentária" em 1939.[77]

CLASSIFICAÇÃO

Em tempos, pensou-se que se tratava de uma única entidade de doença, mas foi separada por Shields e os seus associados em

1. Tipo I (displasia da dentina) e
2. Tipo II (displasia anómala da dentina).

No entanto, Witkop sugeriu que, como guia para o clínico, estas condições sejam referidas como

1. Displasia dentinária radicular (tipo I) e
2. Displasia dentinária coronal (tipo 11).

Verificou-se que o tipo I é de longe o mais comum.[5]

AETIOLOGIA

A displasia da dentina, tanto do tipo I como do tipo II, parece ser uma doença hereditária, transmitida como uma caraterística autossómica dominante. Nada se sabe sobre a taxa de mutação, mas deve ser extremamente baixa.[5]

CARACTERÍSTICAS CLÍNICAS

IDENTIFICAÇÃO DE GENES PATOGÉNICOS NA DD-

Foram encontrados três genes mutantes como responsáveis - SMOC2, VPS4B, SSUH2. O SMOC2 engloba 14 exões que codificam a proteína secretada ácida e rica em cisteína (SPARC) - proteína modular de ligação ao cálcio-2 (SMOC2) e foi mapeado no cromossoma 6q27. A função específica da SMOC2 no desenvolvimento dentário permanece desconhecida. Foram registadas duas famílias com a mutação SMOC2 e os doentes de ambas as famílias apresentam geralmente microdontia extrema, oligodontia, anomalias da forma dentária e raízes curtas (Alfawaz et al., 2013). Utilizando a técnica bem estabelecida de knockdown por morfolino, os investigadores descobriram que o gene smoc2 afectava o desenvolvimento dos dentes ao regular a expressão de genes relacionados, incluindo dlx2b, bmp2a e pitx2 no peixe-zebra.

A proteína vacuolar de triagem 4B (VPS4B) é codificada pelo gene VPS4B, que está localizado no cromossoma 18q21.33, e é um membro da família de proteínas AAA (ATPases associadas a diversas actividades celulares). A VPS4B é uma proteína altamente multifuncional, embora a sua expressão e potenciais funções no desenvolvimento dentário permaneçam pouco claras.

A SSUH2, também conhecida como SSU-2, fls485 e C3orf32, está localizada no cromossoma 3p26.1. Foi identificado pela primeira vez numa biblioteca de ADN complementar preparada a partir de ARNm de fígado fetal, que inclui pelo menos três quadros de leitura aberta e se presume que codifica vários produtos de tradução com diferentes funções possíveis. Para identificar factores de transcrição essenciais no desenvolvimento dentário, foram desenhados primers específicos com diferentes junções nos três spliceossomas do mRNA para amplificação por RT-PCR. Apenas o transcrito NM_015931.2, que inclui um mRNA de 1.803 pares de bases, é altamente expresso nas células estaminais da polpa dentária humana e nos tecidos da mandíbula. Assim, o SSUH2 pode participar numa via de sinalização relacionada com o desenvolvimento dentário que envolve vários genes.[77]

DISPLASIA DA DENTINA TIPO 1

tem sido referida como **dentes sem raiz**, porque a perda de organização da dentina da raiz leva frequentemente a um comprimento reduzido da raiz. O processo apresenta um padrão de hereditariedade autossómico dominante e é uma das formas mais raras de doenças da dentina humana, com uma prevalência aproximada de 1:100.000. O esmalte e a dentina coronal são clinicamente normais e bem formados, mas a dentina radicular perde toda a organização e, subsequentemente, encurta-se dramaticamente. A desorganização dentinária pode ocorrer em diferentes fases do desenvolvimento do dente, o que provoca uma grande variação na formação da raiz. Se a organização da dentina for perdida no início do desenvolvimento do dente, formam-se raízes marcadamente deficientes; uma desorganização mais tardia resulta numa malformação mínima da raiz. A variabilidade é mais acentuada nos dentes permanentes e pode variar não só de paciente para paciente, mas também de dente para dente num mesmo paciente. Devido ao encurtamento das raízes, os sinais clínicos iniciais são a extrema mobilidade dentária e a esfoliação prematura, espontânea ou secundária a pequenos traumas. Menos frequentemente, a erupção atrasada é o sintoma apresentado. A resistência da dentina radicular é reduzida, estando os dentes predispostos à fratura durante as extracções.[4]

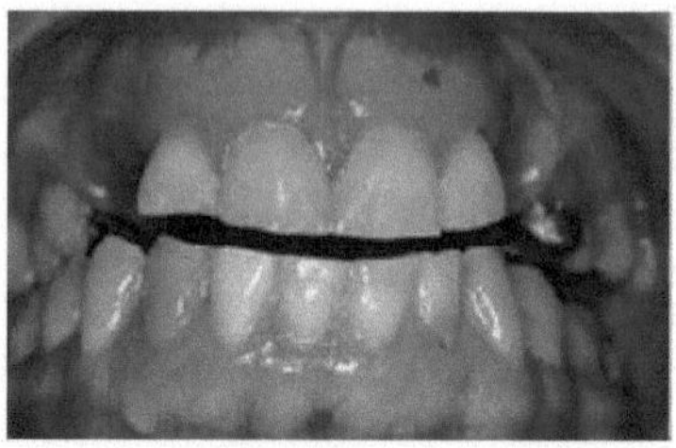

Fig. 58: **Displasia dentinária tipo I (DD-I).** Dentição com atrito, mas com coloração coronal e morfologia normais.

DISPLASIA DA DENTINA TIPO II-

Ambas as dentições também são afectadas nesta forma de displasia da dentina, embora o envolvimento de cada dentição seja diferente do ponto de vista clínico, radiográfico e histológico. Os dentes decíduos têm a mesma cor amarela, castanha ou azulada.

aparência opalescente cinzenta, como se observa na dentinogénese imperfeita. No entanto, o aspeto clínico da dentição permanente é normal.[5]

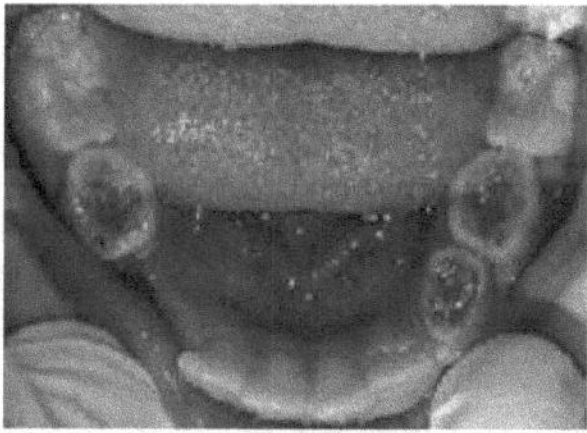

Fig. 59: **Displasia dentinária tipo II (DD-II).**
Dentição demonstrando molares decíduos escurecidos e translúcidos em associação com incisivos permanentes e primeiros molares que parecem clinicamente normais.

CARACTERÍSTICAS RADIOGRÁFICAS

DISPLASIA DA DENTINA TIPO I-

Com base nas suas caraterísticas radiográficas, a DD-I foi classificada em quatro subtipos - o Tipo 1a não tem câmara pulpar nem formação radicular e apresenta sempre radiolucência periapical.

O tipo 1b apresenta raízes curtas com alguns milímetros de comprimento, com uma única polpa pequena em forma de crescente ou espinha de peixe e radiolucências perirradiculares.

O tipo 1c tem raízes internas encurtadas, nas quais uma ilha central de dentina está rodeada por restos pulpares horizontais ou verticais em forma de crescente e radiolucências periapicais variáveis.

Para além das radiolucências periapicais, o tipo 1d apresenta raízes de comprimento normal com uma câmara pulpar visível e grandes cálculos pulpares localizados na porção coronal do canal.[77]

Em ambas as dentições, as raízes são curtas, rombas, cónicas ou similarmente malformadas. Nos dentes decíduos, as câmaras pulpares e os canais radiculares são geralmente completamente obliterados, enquanto na dentição permanente, um remanescente pulpar em forma de crescente pode ainda ser visto na câmara pulpar. Essa obliteração nos dentes permanentes geralmente ocorre no período pré-eruptivo. De grande interesse é a descoberta de radiolucências periapicais representando granulomas, cistos ou abscessos envolvendo dentes aparentemente intactos.[5]

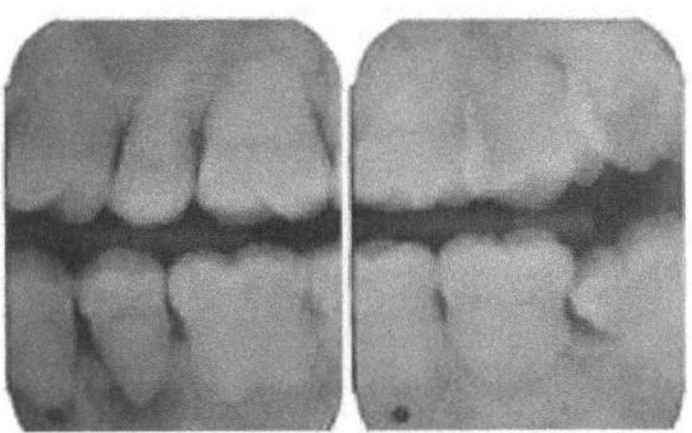

Fig. 60: Displasia dentinária tipo I (DD-I).

DDIa DDIb DDIc DDId

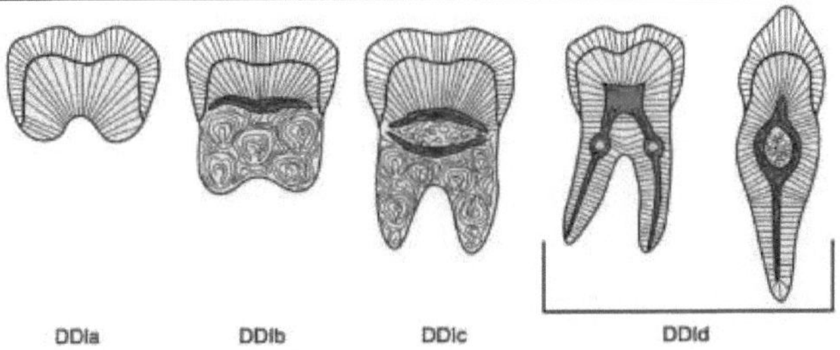

Fig. 61: **Displasia dentinária tipo I (DD-I).** Ilustração que demonstra a variabilidade da aparência radiográfica de acordo com o grau de desorganização da dentina dentro da raiz.

DISPLASIA DA DENTINA TIPO II-

As câmaras pulpares dos dentes decíduos tornam-se obliteradas como no tipo I e na dentinogénese imperfeita. Isto não ocorre antes da erupção. Os dentes permanentes, no entanto, exibem uma câmara pulpar anormalmente grande na porção coronal do dente, frequentemente descrita como tendo a forma de "tubo de cardo", e nessas áreas podem ser encontrados focos radiopacos semelhantes a cálculos pulpares. As radiolucências periapicais não ocorrem, exceto por uma razão óbvia.[5]

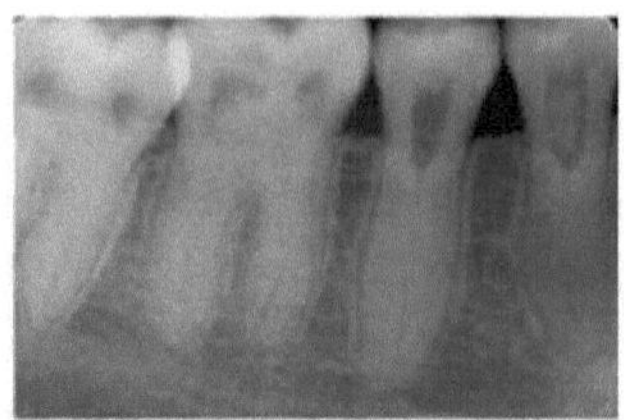

Fig 62: Displasia dentinária tipo II (DD-II).

CARACTERÍSTICAS HISTOLÓGICAS

DISPLASIA DA DENTINA TIPO I-

Em pacientes com displasia dentinária tipo I, o esmalte coronal e a dentina são normais. Apicalmente ao ponto de desorganização, a porção central da raiz forma espirais de dentina tubular e osteodentina atípica. Esses verticilos exibem uma camada periférica de dentina normal, dando à raiz a aparência de um "riacho fluindo ao redor de um pedregulho".[4]

DISPLASIA DA DENTINA TIPO II-

Em pacientes com displasia dentinária tipo II, os dentes decíduos demonstram o padrão observado na dentinogénese imperfeita. Os dentes permanentes exibem esmalte normal e dentina coronal. Adjacente à polpa, são vistas numerosas áreas de dentina interglobular. A dentina radicular é atubular, amorfa e hipertrófica. Os cálculos pulpares desenvolvem-se em qualquer porção da câmara.[4]

TRATAMENTO

O tratamento tem como objetivo remover a infeção, preservar os dentes existentes, melhorar a oclusão e restaurar a estética. Devido à heterogeneidade genética da doença, o tratamento varia consoante a gravidade do problema e as queixas apresentadas.[77]

Em pacientes com displasia dentinária tipo I, os cuidados preventivos são da maior importância. Talvez como resultado do encurtamento das raízes, a perda precoce por periodontite é frequente. Para além disso, os canais vasculares da polpa estendem-se perto da junção dentino-esmalte; por isso, mesmo restaurações oclusais pouco profundas podem resultar em necrose pulpar. Deve ser estabelecida e mantida uma higiene oral meticulosa. Se surgirem lesões inflamatórias periapicais, o comprimento da raiz orienta a escolha terapêutica. A terapia endodôntica convencional requer a criação mecânica de canais e tem sido bem-sucedida em dentes sem raízes extremamente curtas. Os dentes com raízes curtas apresentam ramificações pulpares que eliminam o tratamento endodôntico convencional como opção terapêutica adequada. A curetagem periapical e os selamentos retrógrados de amálgama têm demonstrado sucesso a curto prazo.[4] Na dentição primária, uma sobredentadura pode ajudar a manter a dimensão vertical oclusal. O tratamento com implantes dentários pode ser considerado aproximadamente aos 18 anos de idade. Para além disso, o exame oral regular e o tratamento conservador de rotina, como a prevenção de cáries, são essenciais. O resultado em pacientes com DD-I depende sempre da sua idade e da gravidade da doença. A esfoliação precoce dos dentes pode levar à atrofia maxilomandibular na DDI. Se o diagnóstico for efectuado precocemente e o tratamento for adequado, é possível obter uma estética e uma função satisfatórias.[77]

Os dentes decíduos na displasia dentinária tipo II podem ser abordados de uma forma semelhante à descrita para a dentinogénese imperfeita. Embora não sejam frequentes, lesões inflamatórias periapicais têm sido observadas em associação com os dentes permanentes de alguns pacientes afetados. Como os canais pulpares geralmente não são obliterados completamente, a terapia endodôntica é realizada mais prontamente.[4]

5. ODONTODISPLASIA REGIONAL (Odontodisplasia, Displasia Odontogénica, Odontogénese Imperfeita, Dentes Fantasma)

INTRODUÇÃO

A odontodisplasia regional (ODR) é uma anomalia dentária de desenvolvimento rara, grave e não hereditária que envolve tecidos dentários derivados do epitélio e do mesênquima. Acredita-se que Hitchin foi o primeiro a reconhecer a condição em 1934. McCall e Wald foram os primeiros a relatar essa condição em 1947, chamando-a de "desenvolvimento dentário interrompido". Ao longo dos anos, houve muitos termos diferentes usados para descrever essa condição, mais comumente dentes fantasmas.[78,79] O termo odontodisplasia foi mencionado por Zegarelli et al. em 1963; em 1970, Pindborg acrescentou o termo regional, pois a condição geralmente afeta apenas um segmento da mandíbula. Assim, o termo comummente utilizado atualmente é odontodisplasia regional.[78] A maioria dos casos é idiopática, mas alguns têm sido relacionados com várias síndromes, anomalias de crescimento, distúrbios neurais e malformações vasculares.[4]

AETIOLOGIA

A etiologia da é desconhecida. Embora não tenha sido delineado um único fator etiológico, vários relatórios descrevem a doença materna, fármacos teratogénicos, infeção, irradiação, incompatibilidade de Rh e síndrome do nevo epidérmico como alguns dos possíveis factores causais.[78] Foi sugerido que a condição pode representar uma mutação somática, embora também tenha sido levantada a possibilidade de ser devida a um vírus latente residente no epitélio odontogénico, que subsequentemente se torna ativo durante o desenvolvimento do dente.[5] Tanto o trauma como os distúrbios circulatórios parecem ser relevantes, uma vez que apareceram várias vezes como possíveis factores entre os relatos de casos.[80] Walton e os seus colaboradores também observaram que, em alguns casos de odontodisplasia regional que relataram, os pacientes tinham naevi vasculares da pele facial sobrejacente em crianças, o que lhes sugeriu que os defeitos vasculares locais também estão envolvidos na patogénese da condição.[5]

CARACTERÍSTICAS CLÍNICAS

A odontodisplasia regional é um achado incomum que ocorre em ambas as dentições e não apresenta predileção racial e uma ligeira predominância feminina.[4] As mulheres são mais frequentemente afectadas do que os homens, numa proporção de 1,7:1. Uma revisão da idade revela um pico bimodal que se correlaciona com o tempo normal de erupção das dentições decídua (2 a 4 anos) e permanente (7 a 11 anos). Tipicamente, o processo afecta uma área focal da dentição, com envolvimento de vários dentes contíguos. Existe uma predominância maxilar com uma predileção pelos dentes anteriores. É mais comumente visto unilateralmente, sem cruzar a linha média, e tem uma maior predileção pelo quadrante maxilar esquerdo.[78] Ocasionalmente, um dente não afetado pode estar misturado numa fileira de dentes alterados. Foi relatado o envolvimento ipsilateral de ambas as arcadas e alterações bilaterais na mesma mandíbula. Embora tenha sido documentado um raro envolvimento generalizado, a presença de odontodisplasia regional em mais de dois quadrantes é rara.

O envolvimento da dentição decídua é tipicamente seguido por dentes permanentes afectados de forma semelhante.[4] Os dentes decíduos mais frequentemente afectados na maxila são os incisivos laterais, seguidos dos molares. Na mandíbula, os dentes decíduos mais comumente afetados são os caninos, seguidos pelos incisivos. Enquanto isso, na dentição permanente, o dente maxilar mais comumente afetado é o incisivo central. Na mandíbula, os incisivos são os mais afectados.[78] Muitos dos dentes afectados não conseguem erupcionar. Os dentes erupcionados apresentam pequenas coroas irregulares que são amarelas a castanhas, muitas vezes com uma superfície muito rugosa. Cáries e lesões inflamatórias periapicais associadas são bastante comuns. A sua forma é marcadamente alterada, sendo geralmente de aspeto muito irregular, muitas vezes com evidência de mineralização defeituosa.[5] Devido às fissuras dentinárias e aos cornos pulpares muito longos, a necrose pulpar é comum.[4] Clinicamente, os dentes afectados têm um aspeto hipoplásico e parecem moles à sondagem com um explorador. Os sintomas incluem abcessos, com ou sem a presença de cáries, gengivite e atraso ou falha na erupção dentária. A febre não é invulgar nestes doentes; após a remoção da fonte de infeção, a febre normalmente desaparece.[78]

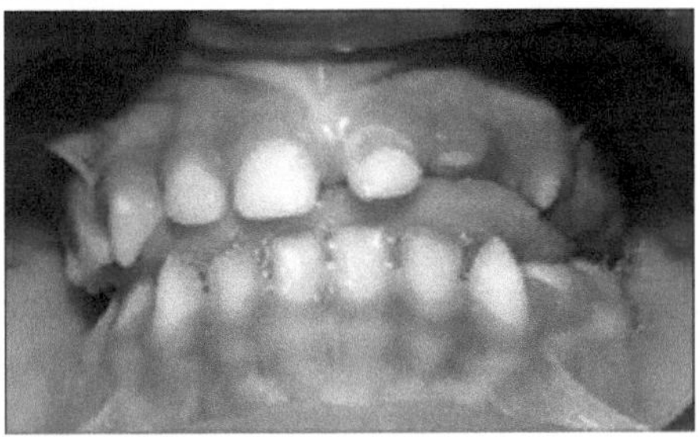

Fig. 63: Odontodisplasia regional

CARACTERÍSTICAS RADIOGRÁFICAS

Radiograficamente, os dentes alterados demonstram um esmalte e dentina extremamente finos em torno de uma polpa radiolúcida alargada, resultando numa imagem pálida e fina de um dente; daí o termo dentes fantasma. Observa-se uma falta de contraste entre a dentina e o esmalte, com uma aparência indistinta ou "difusa" da silhueta coronal. Podem ser observadas raízes curtas e ápices abertos. As polpas aumentadas frequentemente demonstram um ou mais cálculos pulpares proeminentes.[4]

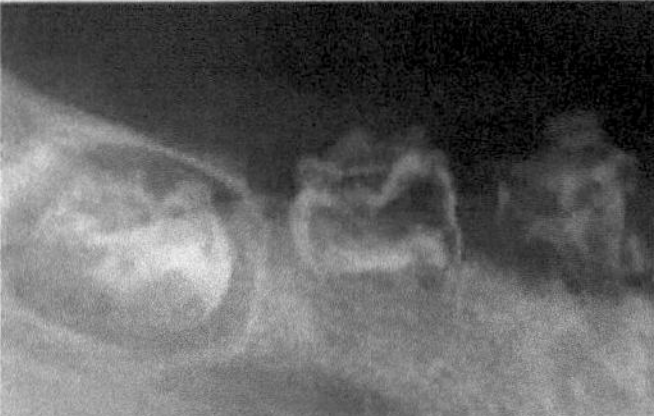

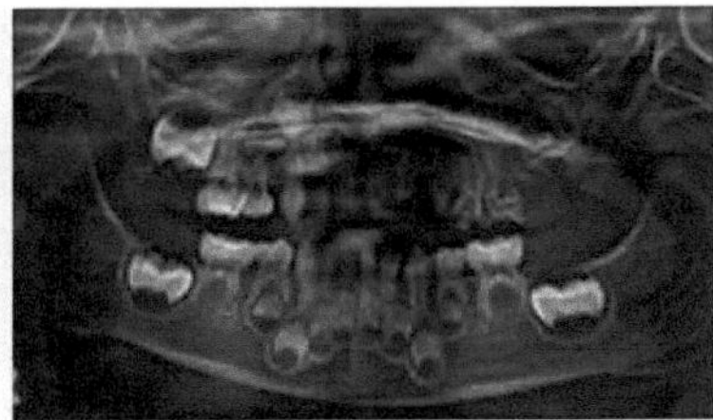

Fig 64: Radiografia de odontodisplasia regional (dentes fantasmas).

CARACTERÍSTICAS HISTOLÓGICAS

As caraterísticas mais marcantes da doença são a redução acentuada da quantidade de dentina, o alargamento da camada de pré-dentina, a presença de grandes áreas de dentina interglobular e um padrão tubular irregular de dentina. Caracteristicamente, o epitélio reduzido do esmalte em torno dos dentes não irrompidos apresenta muitos corpos calcificados irregulares.[5] Em secções trituradas, a espessura do esmalte varia, resultando numa superfície irregular. A estrutura prismática do esmalte é irregular ou inexistente, com uma aparência laminada. A dentina contém fendas espalhadas por uma mistura de dentina interglobular e material amorfo. O tecido pulpar contém cálculos livres ou aderidos que podem exibir túbulos ou consistir em calcificação laminada. O tecido folicular que circunda a coroa pode estar aumentado e, tipicamente, exibe colecções focais de calcificações basofílicas semelhantes ao esmalte, denominadas conglomerados enamelóides. Este padrão de calcificação não é específico da odontodisplasia regional e tem sido observado noutros processos com perturbações na formação do esmalte, como a amelogénese imperfeita. Também são observadas ilhas dispersas de epitélio odontogénico e outros padrões de calcificação intramural.[4]

TRATAMENTO

O tratamento depende de uma multiplicidade de factores, incluindo a idade do doente, os antecedentes médicos, a patologia e a motivação dos pais e da criança.[78] O tratamento também depende da gravidade do distúrbio. Alguns pacientes podem ser tratados com sucesso através de restaurações conservadoras ou tratamento de canal, mas o método mais comum é a extração dos dentes afectados, realizada em 78,6% dos pacientes.[80] Têm sido utilizadas várias modalidades de tratamento, desde a monitorização da condição, à extração para prevenir ou aliviar a patologia e à reabilitação protética. O resultado deve ter como objetivo melhorar a oclusão, a estética e o bem-estar psicológico, ao mesmo tempo que se tenta evitar o crescimento assimétrico. O tratamento requer normalmente uma abordagem em equipa. A abordagem habitual consiste em monitorizar a existência de infecções dentárias e extrair os dentes infectados. O objetivo é manter os dentes durante o máximo de tempo possível, de modo a preservar o rebordo alveolar.[78]

Atualmente, não existe consenso terapêutico relativamente ao tratamento de pacientes afectados por odontodisplasia regional. A avaliação cuidadosa dos achados individuais de cada paciente é importante para desenvolver o plano de tratamento mais adequado. Os dentes não irrompidos devem permanecer intactos, restaurando a função com uma prótese parcial removível até que o período de crescimento esquelético tenha passado. Os dentes irrompidos podem ser cobertos com restaurações de retenção forçada ou coroas de aço inoxidável até que as restaurações definitivas possam ser colocadas após a conclusão do crescimento. Devido à natureza frágil do tecido duro coronal e à facilidade de exposição da polpa, a preparação do dente é contra-indicada.[4] A odontodisplasia regional causa muitas vezes má oclusão, desvio da linha média para o lado afetado, sendo então necessário tratamento ortodôntico. À medida que os pacientes envelhecem, as suas expectativas estéticas desempenham um papel mais importante. Em muitos casos, é feita uma prótese parcial em acrílico não só para restaurar a oclusão correta, mas também para melhorar a aparência.[80] Os dentes gravemente afectados e infectados muitas vezes não são recuperáveis e têm de ser removidos. Embora a vitalidade da dentição anormal seja muitas vezes difícil de manter, esses esforços podem permitir a continuação do desenvolvimento dentário dos dentes afectados pela odontodisplasia regional.

Os dentes resultantes tendem a demonstrar coroas hipoplásicas e raízes curtas com canais de aparência mais normal e ápices bem desenvolvidos.[4]

CONCLUSÃO

Anomalia (irregular) é o oposto do que é conhecido como normal. As anomalias dentárias de desenvolvimento são desvios acentuados da cor, contorno, tamanho, número e grau de desenvolvimento normais dos dentes.

A maioria das anomalias dentárias invulgares ocorre durante a infância e pode resultar de muitos factores, tanto genéticos como ambientais.

A prevalência e a gravidade das anomalias dentárias são elevadas nas populações humanas, sendo dependentes do maxilar e da localização. A maioria das anomalias dentárias que ocorrem no maxilar superior envolvem a região anterior, enquanto que o inverso foi encontrado na mandíbula. As anomalias dentárias são independentes do sexo e da idade. A elevada taxa de anomalias dentárias e as diferenças entre os maxilares podem ser explicadas por diferenças na sua história evolutiva e ontogénese.

São classificadas de acordo com as suas anomalias em número, forma, cor, estrutura, textura, erupção, esfoliação e posição, sendo a hipodontia a malformação craniofacial mais comum nos seres humanos, uma vez que pode ocorrer como parte de uma síndrome genética reconhecida ou como um traço isolado não sindrómico e os dentes duplos primários (PDT) são uma das anomalias dentárias mais comuns na dentição primária.

Muitas anomalias dentárias têm sido consideradas como a principal caraterística de alguns síndromes. O conhecimento da contribuição genética para as condições que afectam o complexo oral e craniofacial permitirá aos profissionais identificar os factores de risco dos seus pacientes. A compreensão da genética de cada síndroma realça o valor potencial da tradução para os cuidados clínicos, com melhores resultados para os doentes. As intervenções poderão ser orientadas de forma mais específica, e o momento e a duração do tratamento poderão ser utilizados de forma objetiva. Os prestadores de cuidados de saúde oral são confrontados com rápidas mudanças nos conhecimentos relacionados com a etiologia, o diagnóstico e o tratamento de condições que afectam a saúde oral craniofacial da população. Assim, as doenças genéticas dentárias têm sido descritas clinicamente há vários anos e apresentam baixa incidência, semelhante a outras patologias hereditárias. A elucidação da base genética das doenças da dentina deverá permitir uma melhor compreensão da etiologia da doença, possibilitando uma melhor classificação, diagnóstico e tratamento da doença.

As anomalias de desenvolvimento dos dentes são anomalias clinicamente evidentes. Podem ser a causa de vários problemas dentários. É necessária uma observação cuidadosa e investigações apropriadas para diagnosticar a condição e instituir o tratamento adequado. Quando uma anomalia está presente, os

médicos devem suspeitar que outras anomalias também podem estar presentes. As anomalias dentárias de desenvolvimento apresentam variações e não existem duas anomalias do mesmo tipo iguais. Por isso, o conhecimento de vários critérios que foram propostos para a identificação e classificação das diferentes anomalias é essencial para diagnosticar a condição e realizar o tratamento adequado. Um número significativo de pacientes ortodônticos apresentava pelo menos uma anomalia dentária (40,3%). As anomalias dentárias podem ser facilmente detectadas através de uma inspeção cuidadosa dos registos de diagnóstico ortodôntico de rotina, e a sua gestão deve ser considerada no planeamento do tratamento.
As investigações laboratoriais adequadas tornam-se de extrema importância e a utilização criteriosa de medicamentos intracanais conduzirá a um melhor resultado. A deteção precoce e o planeamento cuidadoso do tratamento são necessários para evitar complicações adicionais da doença. A tomografia e as suas belas imagens, incluindo 3D, proporcionaram uma acuidade de diagnóstico muito precisa e permitem um diagnóstico exato com base em critérios conceptuais e de imagem muito precisos, aplicáveis a todas as especialidades do conhecimento humano. Assim, são necessárias consultas dentárias frequentes para otimizar o estado gengival e periodontal, para estabelecer uma higiene oral óptima e para detetar destruições progressivas.
Casos diferentes exigem uma variedade de conhecimentos sobre técnicas e capacidades operatórias alternativas. Uma abordagem multidisciplinar pode contribuir para o sucesso do tratamento. Nem todos os casos precisam de ser submetidos a tratamento, a menos que exista um requisito. Os médicos dentistas devem ter em mente que existem boas possibilidades de ajudar os doentes com anomalias dentárias graves através de técnicas protéticas convencionais. O tratamento não só melhora a fala e a função mastigatória, como também tem implicações psicológicas que podem ajudar muito a recuperar a auto-confiança. As equipas especializadas com acesso a tecnologias de diagnóstico e tratamento tradicionais e em evolução estão mais aptas a gerir pacientes com necessidades de tratamento complexas, como alguns dos que apresentam hipodontia. A perda de dentes em pacientes jovens pode causar problemas estéticos, funcionais e psicológicos, particularmente se os dentes da região anterior estiverem envolvidos. Um diagnóstico e tratamento adequados podem ajudar na gestão destes casos de forma desportiva.

REFERÊNCIAS

1. Jahanimoghadam F. Anomalias dentárias: Uma Atualização. Adv Hum Biol. 2016;6(3):112-8.

2. Guttal KS, Naikmasur VG, Bhargava P, Bathi RJ. Frequência de anomalias dentárias de desenvolvimento na população indiana. Eur J Dent. 2010;4(3):263-9.

3. Sella Tunis T et al. Caraterísticas das anomalias dentárias. Diagnostics. 2021;11(7):1161.

4. Neville, Damm, Allen, Chi. Livro de Texto de Patologia Oral e Maxilofacial. 4th edition.

5. Shafer, Hine, Levy. Livro de Texto de Patologia Oral. 8th edition.

6. Tinoco RL, Martins EC, Daruge Jr E, Daruge E, Prado FB, Caria PH. Anomalias dentárias e seu valor na identificação humana: relato de caso. J Forensic Odontostomatol. 2010;28(1):39-43.

7. Uslu O, Akcam MO, Evirgen S, Cebeci I. Prevalência de anomalias dentárias em várias más oclusões. Am J Orthod Dentofacial Orthop. 2009;135(3):328-35.

8. AlShahrani I, Togoo RA, AlQarni MA. Uma revisão da hipodontia: classificação, prevalência, etiologia, anomalias associadas, implicações clínicas e opções de tratamento. World J Dent. 2013;4(2): 117-25.

9. Al-Ani AH, Antoun JS, Thomson WM, Merriman TR, Farella M. Hipodontia: uma atualização sobre a sua etiologia, classificação e gestão clínica. Biomed Res Int. 2017;2017:1-9.

10. M. T. Cobourne e P. T. Sharpe, "Diseases of the tooth: the genetic and molecular basis of inherited anomalies affecting the dentition", Wiley Interdisciplinary Reviews: Developmental Biology. 2013;2(2):183-212.

11. M. T. Cobourne, "Familial human hypodontia-is it all in the genes?" (Hipodontia humana familiar - está tudo nos genes?) British Dental Journal, 2007;203(4):203-208.

12. Mostowska A, Kobielak A, Biedziak B, Trzeciak WH. Nova mutação na sequência da caixa emparelhada do gene PAX9 numa forma esporádica de oligodontia. Eur J Oral Sci 2003;111:272-76.

13. Brook AH, Elcock C, Al-Sharood MH, McKeown HF, Khalaf K, Smith RN. Estudos adicionais de um modelo para a etiologia de anomalias do número e tamanho dos dentes em humanos. Connect Tissue Res 2002;43:289-95.

14. Cobourne MT. Hipodontia humana familiar - está tudo nos genes? Br Dent J 2007;203:203-08.

15. Townsend G, Hughes T, Luciano M, Bockmann M, Brook A. Genetic and environmental influences on human dental variation: Uma avaliação crítica dos

estudos que envolvem gémeos. Arch Oral Biol 2009;54:S45-S51.
16. H. R. Dassule, P. Lewis, M. Bei, R. Maas, e A. P. McMahon, "Sonic hedgehog regulates growth and morphogenesis of the tooth," Development. 2000;127(22):4775-4785.
17. J. Fleischmannova, E. Matalova, A. S. Tucker, e P. T. Sharpe, "Mouse models of tooth abnormalities," European Journal of Oral Sciences. 2008;116(1):1-10.
18. E. Svinhufvud, S. Myllarniemi, e R. Norio, "Dominant inheritance of tooth malpositions and their association to hypodontia," Clinical Genetics. 1988;34(6):373-381.
19. N. Parkin, C. Elcock, R. N. Smith, R. C. Griffin e A. H. Brook, "The etiology of hypodontia: the prevalence, severity and location of hypodontia within families," Archives of Oral Biology. 2009;54(1):S52- S56.
20. Brook AH, Elcock C, Aggarwal M, Lath DL, Russell JM, Patel PI, et al. Dimensões dentárias em hipodontia com uma mutação PAX9 conhecida. Arch Oral Biol 2009;54:S57-S62.
21. A. H. Brook, "Multilevel complex interactions between genetic, epigenetic and environmental factors in the aetiology of anomalies of dental development," Archives of Oral Biology. 2009;54(1):S3-S17.
22. Nasman M, Forsberg CM, Dahllof G. Desenvolvimento dentário a longo prazo em crianças após tratamento de doença maligna. Eur J Orthodont 1997;19:151-59.
23. Vastardis H. A genética da agenesia dentária humana: Novas descobertas para compreender as anomalias dentárias. Am J Orthod Dentofacial Orthop 2000;117:650-56.
24. Arte S, Nieminen P, Apajalahti S, Haavikko K, Thesleff I, Pirinen S. Caraterísticas da hipodontia incisivo-premolar em famílias. J Dent Res 2001;80:1445-50.
25. P. Nieminen, "Genetic basis of Tooth agenesis," Journal of Experimental Zoology Part B: Molecular and Developmental Evolution. 2009;312(4):320-342.
26. S. Peck, L. Peck, e M. Kataja, "Concomitant occurrence of canine malposition and tooth agenesis: evidence of orofacial genetic fields," American Journal of Orthodontics and Dentofacial Orthopedics. 2002;122(6):657-660.
27. Arandi NZ. Hiperdontia: explorando a anormalidade do desenvolvimento. Jornal de Pesquisa Pré-Clínica e Clínica. 2020;14(4):178-83.
28. Mallineni SK, Kumar S. Dentes supranumerários: Revisão da Literatura com Actualizações Recentes. Conf Pap Sci. 2014;2014:1-6.
29. Cammarata-scalisi F, Avendano A, Callea M. Principais entidades genéticas associadas a dentes supranumerários. Arch Argent Pediatr. 2018;116(6):437-43.

30. Sarne O, Shapira Y, Blumer S, Finkelstein T, Naomi S, Nir B. Dentes supranumerários na região anterior do maxilar: O Dilema da Intervenção Cirúrgica Precoce Versus Tardia. J Clin Pediatr Dent. 2018;42(1):54-60.
31 Wedrychowska-Szulc B, Janiszewska-Olszowska J. Os incisivos laterais supranumerários - morfologia e anomalias concomitantes. Ann Acad Stetin. 2007;53(3):107-13.
32 Kaya G-§, Yapici G, Omezli M-M, Dayi E. Pré-molares supranumerários não sindrómicos. Med Oral Patol Oral Cir Bucal. 2011;16(4):522-5.
33 Lara TS, Lancia M, Silva Filho OG da, Garib DG, Ozawa TO. Prevalência de mesiodens em pacientes ortodônticos com dentição decídua e mista e sua associação com outras anomalias dentárias. Dental Press J Orthod. 2013;18(6):93-9.
34 Mallineni SK, Nuvvula S, Cheung AC, Kunduru R. Uma revisão abrangente da literatura e análise de dados sobre hipo-hiperdontia. J Oral Sci. 2014;56(4):295-302.
35 Byahatti SM. A ocorrência concomitante de hipodontia e microdontia em um único caso. J Clin Diagn Res. 2010;4:3632-8.
36 Batisse C, Cousson PY, Nicolas E, Bessadet M. Reabilitação estética e funcional de pacientes com microdontia genética: Uma Abordagem Multidisciplinar. InHealthcare 2022;10(3):1-8.
37 Jeong, K.H.; Kim, D.; Song, Y.-M.; Sung, J.; Kim, Y.H. Epidemiologia e Genética da Hipodontia e Microdontia: Um Estudo de Famílias de Gémeos. Angle Orthod. 2015;85:980-985.
38 Laverty, D.P.; Thomas, M.B.M. The Restorative Management of Microdontia. Br. Dent. J. 2016;221:160-166.
39 Van der Vyver PJ, Potgieter N, Moelich N, Vally Z. Macrodontia e Dens Invaginatus-Revisão da literatura e um relato de caso. S Afr Dent J. 2021;76(2):91-5.
40 Rohilla M. A etiologia de várias anomalias de desenvolvimento dentário - revisão da literatura. J Dent Probl Solut. 2017;4(2):19-25.
41 Hellekant M, Twetman S, Carlsson L. Tratamento de uma má oclusão de Classe II Divisão 1 com macrodontia dos incisivos centrais superiores. Am J Orthod Dentofac Orthop. 2001;119(6):654-9.
42 Tsesis I, Steinbock N, Rosenberg E, Kaufman AY. Tratamento endodôntico de anomalias de desenvolvimento em dentes posteriores: tratamento de dentes geminados/fundidos - relato de dois casos. Int Endod J. 2003;36(5):372- 9.
43 Rajeswari MR, Ananthalakshmi R. Geminação - Relato de caso e revisão. Jornal Indiano de Odontologia Multidisciplinar. 2011;1(6):355-6.
44 Kremeier K, Hulsmann M. Fusão e geminação de dentes: revisão da

literatura, considerações sobre o tratamento e relato de casos. Endodontic Practice Today. 2007;1(2):111-23.
45 Turkaslan S, Gokee HS, Dalkiz M. Reabilitação estética de dentes geminados bilaterais: relato de um caso. Eur J Dent. 2007;1(3):188-91.
46 Neves AA, Neves MLA, Farinhas JA. Coninação bilateral dos incisivos inferiores permanentes: relato de um caso clínico Int J Paediatr Dent 2002;12:61-65.
47 Zhu M, Liu C, Ren S, Lin Z, Miao L, Sun W. Fusão de um dente supranumerário com o segundo molar inferior direito: relato de caso e revisão da literatura. Int J Clin Exp Med. 2015;8(8): 11890-5.
48 Rajab LD e Hamdan MA. Dentes supranumerários: Revisão da literatura e um levantamento de 152 casos. Int J Pediatr Dent 2002;12:244- 254.
49 . Hernandez-Guisado JM, Torres-Lagares D, Infante-Cossio P e Gutierrez-Perez JL. Geminação dentária: relato de caso. Med Oral 2002;7:231-236.
50 Romito LM. Concrescência: Relato de um caso raro. Cirurgia Oral, Medicina Oral, Patologia Oral, Radiologia Oral e Endodontologia. 2004;97(3):325-7.
51 Consolaro A, Hadaya O, Miranda DA, Consolaro RB. Concrescência: os dentes envolvidos podem ser movimentados ou separados? Dent Press J ortod. 2020;25(1):20-5.
52 . Khedgikar JS, Khedgikar SB. Concrescência de um primeiro e segundo molar superior: um relato de caso. J Med Dent Sci Res. 2015;2(1):1-3.
53 . Hernandez-Guisado JM. Geminação dentária: relato de um caso. Med Oral 2002;7:231-6.
54 Sharma G, Nagpal A. Talon cusp: um estudo de prevalência dos seus tipos na dentição permanente e o relato de um caso raro da sua associação com a fusão do incisivo mandibular. J Oral Dis. 2014;2014:1-6.
55 Hattab FN, Yassin OM, Al-Nimri KS. Talon cusp - significado clínico e gestão. QUINTESSENCE INTERNATIONAL-ENGLISH EDITION-. 1995;26:115-20.
56 Arora A, Sharma P, Lodha S. Gestão abrangente e conservadora da cúspide do talão: uma nova técnica. Relatos de casos em odontologia. 2016;2016:1-3.
57 . P. Sharma, A. Arora, A. Valiathan, A. Urala, e S. R. Acharya, "Gradual grinding of a talon cusp during orthodontic treatment," Journal of Clinical Orthodontics, 2012;46(2):111-114.
58 Thakur S, Thakur NS, Bramta M, Gupta M. Dens invagination: Uma revisão da literatura e relato de dois casos. Jornal de ciências naturais, biologia e medicina. 2014;5(1):218-21.
59 Oehlers FA. Dens invaginatus I. Variações do processo de invaginação e

formas de coroas anteriores associadas. Oral Surg Oral Med Oral Pathol 1957;10:1204-18.
60 Hosey MT, Bedi R. Multiple dens invaginatus em dois irmãos. Endod Dent Traumatol 1996;12:44-7.
61 Levitan ME, Himel VT. Dens evaginatus: revisão da literatura, fisiopatologia e regime de tratamento abrangente. Jornal de Endodontia. 2006;32(1):1-9.
62 Thomas MS, Ankita S, Reddy KS. Dens evaginatus-Uma via oculta para a polpa dentária. Revista Internacional de Odontologia Clínica. 2019;12(4):299-305.
63 .H.S. V, Tegginamani AS. Pérola do esmalte. Jornal de investigação dentária multidisciplinar. 2020;5(2):67-69.
64 Ramon Fuentes, Diego Saravia, Nicolas Ernesto Ottone Pérolas de esmalte em diferentes localizações das raízes de molares mandibulares e maxilares: Relato de caso. Biomed Res 2017;28(3)1120-1122.
65 Tabari ZA et al. A pérola do esmalte como fator predisponente para a perda de fixação severa localizada: um relato de caso. Res J Med Sci. 2011;5(3):141-4.
66 Dineshshankar J, Sivakumar M, Balasubramanium AM, Kesavan G, Karthikeyan M, Prasad VS. Taurodontismo. J Pharm Bioallied Sci. 2014;6(Suppl 1):S13-5.
67 Baranwal AK. Taurodontismo: Um desafio anatómico para a endodontia clínica. Ann Prosthodont Restor Dent. 2016;2(4):105-9.
68 . Terezhalmy GT, Riley CK, Moore WS. Imagens clínicas em medicina oral e radiologia maxilofacial. Taurodontismo. Quintessence International 2001;32:254-5.
69 Fernandes MM, Silva RF, Botelho TD, Tinoco RL, Fontanella V, de Oliveira RN. Taurodontismo e seu valor forense: relato de caso. J Forensic Odontostomatol. 2018;36(2):40-3.
70 Topouzelis N, Tsaousoglou P, Pisoka V, Zouloumis L. Dilaceração do incisivo central superior: uma revisão da literatura. Traumatologia dentária. 2010;26(5):427-33.
71 Andreasen JO, Sndstro'm B, Ravn JJ. O efeito de lesões traumáticas em dentes decíduos nos seus sucessores permanentes. I. Um estudo clínico e histológico de 117 dentes permanentes lesionados. Scand J Dent Res 1971;79:219-83.
72 Jafarzadeh H, Abbott PV. Dilaceração: revisão de um desafio endodôntico. Jornal de endodontia. 2007;33(9):1025-30.
73 Sabandal MM, Schafer E. Amelogénese imperfeita: revisão dos achados de diagnóstico e conceitos de tratamento. Odontology. 2016;104(3):245-56.

74 Gadhia K, McDonald S, Arkutu N, Malik K. Amelogénese imperfeita: uma introdução. British dental journal. 2012;212(8):377-9.
75 Slayton RL, Warren JJ, Kanellis MJ, Levy SM, Islam M. Prevalência de hipoplasia do esmalte e opacidades isoladas na dentição decídua. Odontopediatria. 2001;23(1):32-43.
76 Sapir S, Shapira J. Dentinogénese imperfeita: uma estratégia de tratamento precoce. Odontopediatria. 2001;23(3):232-7.
77 Chen D, Li X, Lu F, Wang Y, Xiong F, Li Q. Displasia dentinária tipo I - Uma doença dentária com heterogeneidade genética. Doenças orais. 2019;25(2):439-46.
78 Hegazi F, Hassan M. Odontodisplasia regional que atravessa a linha média. J Dent Child. 2018;85(2):88-91.
79 Rushton MA. Odontodisplasia: dentes fantasmas. Br Dent J 1965;119:109-13.
80 Nijakowski K, Wos P, Surdacka A. Odontodisplasia regional: uma revisão sistemática de relatos de casos. Int. J. Environ. Res. Public Health. 2022;19(3):1-9.

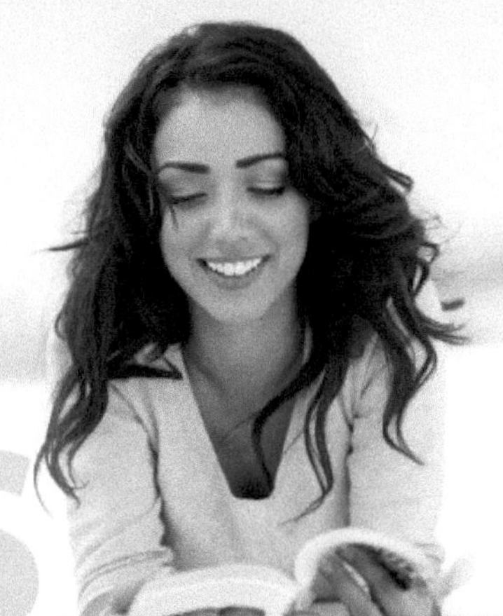

yes
I want morebooks!

Buy your books fast and straightforward online - at one of world's fastest growing online book stores! Environmentally sound due to Print-on-Demand technologies.

Buy your books online at
www.morebooks.shop

Compre os seus livros mais rápido e diretamente na internet, em uma das livrarias on-line com o maior crescimento no mundo! Produção que protege o meio ambiente através das tecnologias de impressão sob demanda.

Compre os seus livros on-line em
www.morebooks.shop

info@omniscriptum.com
www.omniscriptum.com

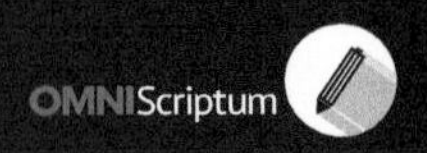

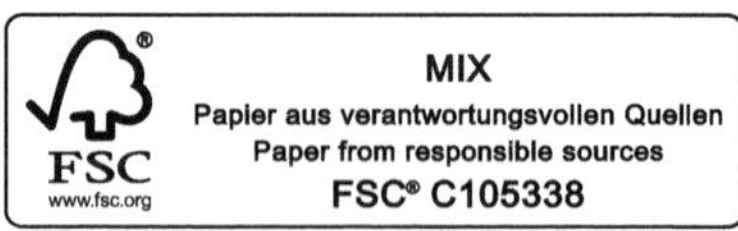

Printed by Books on Demand GmbH, Norderstedt / Germany